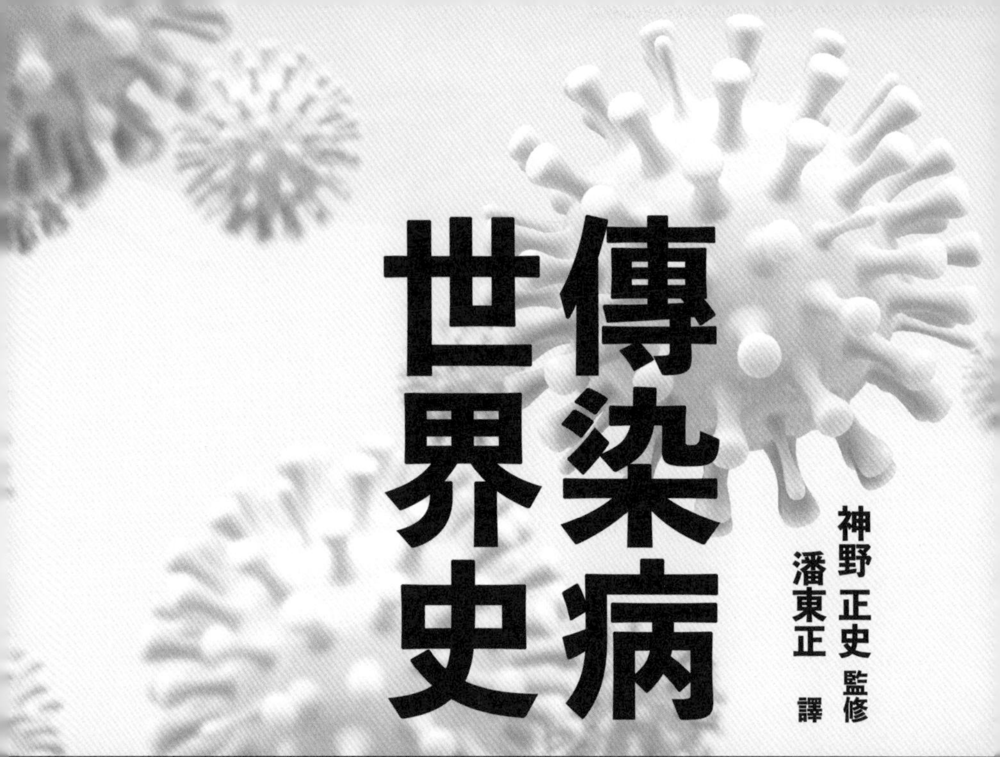

傳染病世界史

神野正史 監修
潘東正 譯

人類應如何與瘟疫等傳染病戰鬥~

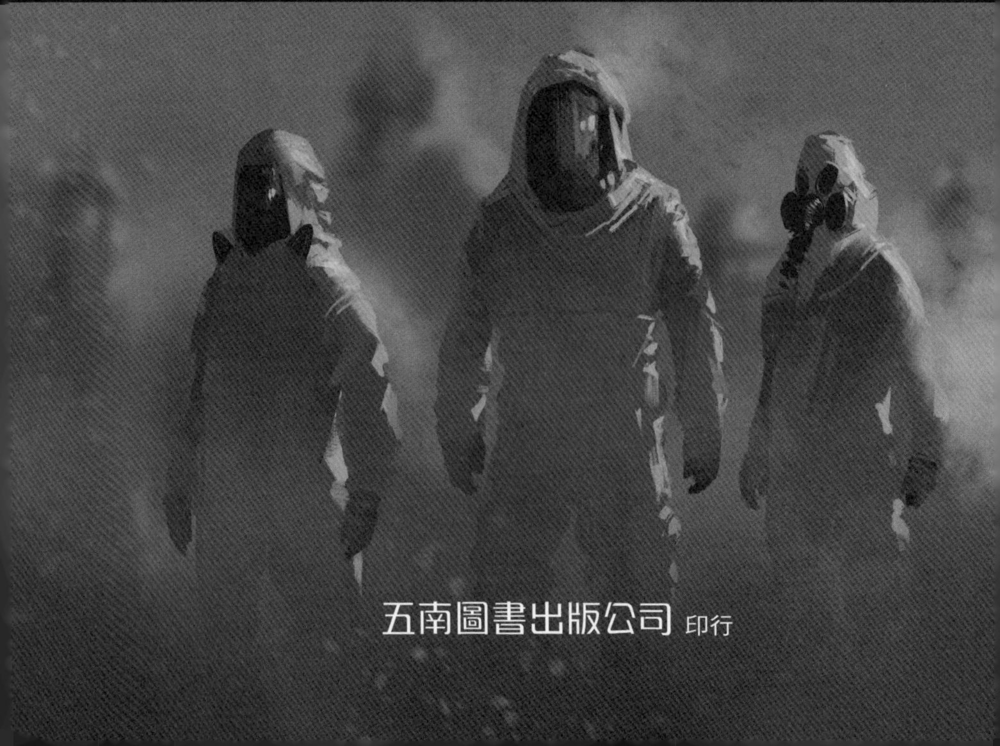

五南圖書出版公司 印行

前言

一直關注歷史的話，就會發現，歷史中有各種特性、共通點、法則性，其中之一就是「歷史中有『潮流』」這件事。

潮流便是，在穩定不變的時代裡，不管是誰，多麼地期待，或是多麼地大發雷霆，都於事無補，即使想用槓桿來撼動也是徒勞。但是一旦趨勢湧現苗頭，無論是誰，都無法阻擋「潮流」。

別說「辦不到」，凡是想違逆潮流的人，不管他是多偉大的帝王，毫無例外，皆被歷史抹殺；不管多龐大的帝國，一瞬間就垮臺；相反的，順應歷史潮流的人，就能享有榮華興盛。

歷史上，我們稱和平的時代為「太平之世」（和平的時代）；而處於騷動的時代，稱為「亂世」（激盪的時代）。

以現在的日本而言，現今正是相當於「太平之世」。但是，自古以來，能持續半世紀

以上的「太平之世」實屬罕見，所以，不論何時又進入動亂期，也是不足為奇。

然而，平和寧靜的日子漸漸令人麻痺。此時，社會漸漸產生轉變。例如：「終結亂世（戰國時代）」，將人世導向「太平」的德川幕府，也在建立幕府後百年，武士漸漸變得墮落，政治腐敗、社會紊亂、經濟破產，所有的情況開始出現動搖。儘管如此（至少表面上），還是持續著「太平」。號稱「替天行道」，發生多少次起義、多少回叛亂。

就如同開頭所說的，歷史上，在穩定不變的時期，即使用槓桿也動不了。

然而，「只有四艘黑船」[1]進來日本，幕府便瞬間解體。黑船衝進「幕末維新」的亂世，使得維持了三百年的和平，讓不管發生什麼事都不動如山的幕府，卻在十四年後便倒臺，在這個時間點上，誰能料想得到呢？

歷史一旦動起來，它的變動速度之快，超乎人的想像。

1　編註：黑船來航（くろふねらいこう，又稱黑船事件）是指日本嘉永六年（一八五三）美國馬修·培理將軍率領艦隊進入江戶灣浦賀海的事件。培理最後和江戶幕府政府於一八五四年簽定《神奈川條約》（即《日美和親條約》的不平等條約）。此事件也普遍視為造成日本幕末時代的開始。

以上述的歷史定律來看，對照現在的日本，「腐敗一邊侵蝕社會的各個角落，又一邊在表面上享受著和平」，這一點與黑船襲來日本前的德川幕府一樣。之後只要有個「契機」，日本又會經歷幕末維新時的那種動亂而走向新時代吧！

也許你會覺得：「怎麼可能發生那種事？……」，而幕府末期的人們也對幕府滅亡一事覺得：「怎麼可能發生那種事？……」。

到那時，違逆新的歷史潮流的人和不違逆但不能理解歷史潮流的人，以及跟不上歷史潮流的人，毫無例外地盡皆被歷史大潮淹沒於漩渦中。只有敏銳察知潮流，並順勢而為的人，才有資格存活於新時代。

在維新時期，對新時代的到來，無論如何也無法接受的人們，在各地造反叛亂（士族之亂等等），悉數被消滅。這件事雖是直接由「明治政府所為的」，但是從歷史的大方向潮流來看，便是「因為違逆歷史潮流，所以被歷史活埋」。

不過，現在，我們也許就看到眼前有「黑船」。當然，「黑船」是指「新型冠狀病毒（SARS—COV—2）」。

之前，人類經歷無數的傳染病大流行，而傳染病大流行一事，成為撼動歷史的「契

機」也並未罕見。二戰後，經過七十多年的「安定期」終於告一段落。此次傳染病大流行也許會成為新時代開幕裡「驚濤駭浪的先鋒」。

事情發生之後，再想對應之策，為時已晚。只有在事情發生之前，做好調查、準備的人，才能跨越時代的衝擊。若只是怨天尤人而毫無作為，或只是一邊責怪他人一邊等待他人援助的人，必然為歷史的漩渦所吞沒。

那麼，我們在「後冠狀病毒時期」的新時代中，應該如何對應生存呢？

不會從歷史中學到教訓的人，必然滅亡。——W·邱吉爾

如同慧眼獨具的邱吉爾所說：「向歷史學習。」

現在的學校教育中有一種悲慘的情況：由「未理解歷史的歷史教師」進行徹底的死背硬記教育。歷史這門課並不是死背硬記的，而是藉由「親身感受」、「領悟理解」，進而「體悟與過去比較下，讓活在當下的我們，如何從前人的經驗中學習克服災難、跨越考驗的一門學問」。

隨手舉出一項傳染病大流行的例子。之前教科書類的書中「十四世紀因為鼠疫大流行，八千五百萬人死亡。」類似此類的敘述，也只是在追逐文字、數字，「哦！這樣哦！」不就是以這樣的態度結束報告的嗎？

但那樣的話，無法「學到歷史的經驗」。我們應將每一件的歷史現象，當成自己正在體驗一般，真實地去感受。如果這樣做，那麼過去發生的事實際降臨在我們身上時，才能冷靜地去對應。

因此，本書希望讀者閱讀時，儘可能「真實體驗、實際感受歷史」，藉助圖片獲得視覺效果，進而與我們面對現今傳染病大流行做比較。

最大的危機才是最好的轉機。——大橋武夫

現今，全世界正遭受傳染病大流行的襲擊，社會、經濟、政治瀕臨危機，百姓怨聲載道。不過，如果能在此解開歷史的繩索，不論是個人、團體或是國家，這個真實飛躍的轉機，已然從危機中誕生。

總之，現今橫跨在我們眼前的危機、絕望，必定隱藏著「飛向明日的種子」。只有能找出解決方法，並活用前人智慧的人，才有資格活躍於後新冠狀病毒的新時代裡。不能怯於目睹慘狀，如羊怕狼般「哀嘆」，而是要以狼眼般「盯住」獵物不可。

那麼，具體而言，怎麼做才好呢？

知己知彼，百戰不殆。——孫武

第一步是，面臨現今眼前的狀況，應該用客觀心態親身感受了解。

再者，我們應從歷史中學習，過去人類如何處理傳染病大流行，而「傳染病大流行之後」又變成怎樣了。

此外，希望讀者在閱讀本書時，並非只是「獲得過去所發生事情的知識」，而是從書中尋找打破現狀困境的啟示，如此，才是本書出版問世的意義。

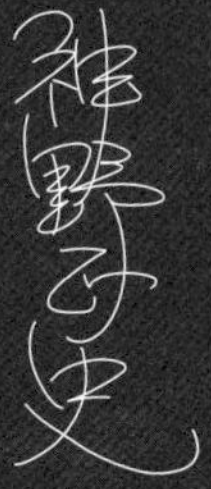

目次

第三章　大航海時代與產業革命

第一章

文明開幕至古代

至B.C.7000年為止

獲得新的生活樣式「農耕」，開始與傳染病的正式共生

人類與傳染病的戰爭 從史前已開始

約二十萬年前，人類的祖先誕生於非洲。他們以少數人群聚的方式，一邊狩獵採集，一邊移動至世界各地。此時開始，傳染病無聲無息的透過人類捕獲獵物的肉或皮毛等爲媒介，感染炭疽病或肉毒桿菌症之類的疾病的人，想必因此歸天的也不在少數。

不過，狩獵爲主的時代，傳染病並不會引起大規模流行，因爲人們沒有定居一處，且尚未與其他部落有所接觸，即使有致命性的傳染病，只要使一個小型聚落全部滅絕，傳染病也隨之結束。既不會有跨越部族的傳染病，也不會有不斷地因同一種傳染病而困擾的情況！

因定居化「生活空間」成爲傳染病的溫床

傳染病產生戲劇性變化的時間，約在人類開始農耕的一萬一千年前左右。此時與狩獵採集時代相比，演變成多數人生活於狹窄的土地上，且人口大幅度增加，人們營造大型村落，變成定居於固定土地上。不過，諷刺的是，新的生活方式使得人們與延續至今的傳染病戰爭正式展開。

由於農耕的開始，人口飛躍式地增加，人口增加因糧食的安定供給、因定居而使生產間隔縮短等因素所導致。

狩獵採集時代，生產間隔平均爲四至五年，在那需要移居的時代裡，除非養育幼兒至可步行爲止，否則無法生產下一胎。然而於農耕定居社會裡，已無移動的必要，育兒較不需因移居耗費太多勞動力，使生產間隔縮短一半至兩年左右；另一方面，維持農耕需要眾多的人力，這也成爲多生育而人口增加的因素之一。

在村落或其周圍，排泄物被堆置成肥料加以利用，剩餘糧食也被貯藏起來。排泄物成爲寄生蟲蔓延的原因，剩餘糧食則吸引覓食的老鼠前來，而附著於老鼠身上的跳蚤、蟎蟲爲媒介的傳染病也隨之擴散。由於這些因素，新的「生活空間」成爲傳染病的溫床。

與家畜共處　致使傳染病蔓延「結核病」也流行

另一個伴隨農耕生活的革命性變化是「家畜」。狩獵採集時代，在人類身邊的動物只有

狗。而因家畜的種類或數量不多的關係，傳染病的災情似乎不嚴重。但由於農耕生活，人類開始畜養眾多野生動物。最初捕捉羊、山羊，接著牛、豬，進而是馬、駱駝、雞等，演變成圈養動物。家畜的肉、奶、蛋等，除了食用之外，其身上的毛、皮革等也可加工再利用。有些家畜可爲人類耕田，或是運貨時的勞動力。

但與家畜共同生活，家畜之間相互傳染疾病，進而由家畜傳染給人類，人類也互相傳染，有時人反而傳染給家畜。病毒會轉移宿主，使各類疾病流行。因爲在狹窄的土地上，多數人雜居一處，又因共同工作的關係，極易緊密接觸。可想而知，人類互傳勢不可免。

農耕生活之後，家畜的存在是不可或缺的。人類已無法過著像以往捨棄土地到處移動的生活。在無法解決傳染病之下，人類被迫與傳染病共存。

據推測，在紀元前七千年左右，地中海東岸地方，由於牛、山羊等的傳染，流行著由結核菌造成「結核病」的傳染病。這是一般所認知的肺結核，然而肺結核也會侵襲除了肺以外的其他器官。

西元二〇〇八年，東地中海的以色列海邊，發現約九千年前，有結核痕跡的兩個人骨。從人骨上可以想像，帶有病毒的家畜，在與人類共處後傳染給人類。結核病的特徵是經由咳嗽的飛沫或是空氣傳染。因爲是農耕生活，多數人樂於互相交流，在共同工作的情況下，想必結核病會在群聚中擴散吧！

B.C.3500年左右

與美索不達米亞文明興盛的同時發生傳染病的定期流行

人口增加　致使傳染力強大的「麻疹」流行

紀元前三五〇〇年左右，人類最古文明「美索不達米亞文明」於底格里斯河、幼發拉底河的兩河流域發跡。由於開始農耕、人口迅速增加、群聚形成村落或城鎮等，且不斷發展壯大。此時，大流行的傳染病是「麻疹」。

在日本，麻疹也被稱爲「ハシカ（麻疹）」，由麻疹病毒造成的傳染病，經由空氣、飛沫、接觸等方式傳染擴散。麻疹的傳染力極強，即使在寬廣的體育館內，僅有一人確診，麻疹也具有傳染至現場每一個人的傳染力。只要確診，據說是百分之百會發病。

感染麻疹的初期症狀爲發燒或咳嗽等類似感冒症狀，到後期，會出現全身紅疹。一般而

言，麻疹若是痊癒，可終身免疫。但如果併發肺炎、腦炎、脊髓炎等情況時，有時也會致死。以前，麻疹病毒被認爲是動物的傳染病，但隨著人與家畜共處後，便傳染給人。病毒變異成適應人的形態後，似乎演變成只在人或猿猴間傳染。

一般認爲，在美索不達米亞文明以前，應該有發生過麻疹。不過，在狩獵採集的小群部落形態下，只限於部落內的感染，還不至於到「流行」的地步。此乃因在人數不足的條件下，無法維持傳染病的持續流行。

維持傳染病的持續流行，需要足夠的人口數量，最少也要數十萬人。若是數量不達此規模，麻疹只能停留在單發性感染，無法變成「流行」。由於美索不達米亞文明的興盛，人類達到史上最初「傳染病流行」的基數，麻疹也因此變成定期性的流行。重複不斷地侵襲人類，算是文明發展帶來的某種「文明病」吧！

因「終身免疫」　麻疹流行沈寂化

麻疹定期性流行，幾乎能讓所有的人感染、發病，奪取多數人的生命。但並非所有感染者都會死絕。感染麻疹的人，治癒後可終身免疫。即使有下一波流行，也不會出現麻疹的症狀。

遭受麻疹疫病重複侵擾的地域，獲得免疫的人逐漸增加，同地域內的傳染規模也隨之縮

小，但即使無人染病，並非表示麻疹病毒已絕跡。只因每個人已經免疫，未再出現有病症的人而已，麻疹病毒還是停留在該地域內，感染依然不停地發生。

停留在美索不達米亞的麻疹，到了大航海時代，開始往世界各個角落擴散。麻疹若是登陸於無免疫的地域時，就會大流行，尤其在島嶼上更會產生毀滅性的災難。例如，十九世紀以後，法羅群島、斐濟群島、格陵蘭等島嶼或邊境，當麻疹到來之時，便引發幾乎所有人都感染的大流行。

爲維護文明　有必要克服傳染病

以麻疹爲首的傳染病，竟成爲抑制外敵入侵的助力。由外部入侵的敵人，軍隊中健康的年輕人，接連地發疹而病倒，敵軍受到高確診率困擾，而經常面臨人數凋落的變化。相對地，麻疹流行地區的人們已經免疫，不受疫病影響，反而可傾全力專注禦敵。對於不知病毒、傳染病時代的人們而言，只有進攻的敵軍士兵病倒，而防守方的我軍卻不受麻疹所害，也許看起來像是「詛咒」或「魔法」所導致。不僅是身體，連心理上也可能蒙受很大創傷呢！

外敵入侵文明的中心處，爲了維護文明，有必要克服文明世界的傳染病。不過，似乎可想成：麻疹等傳染病，使進攻的外敵死傷慘重，這也具備了維護文明的機能。

底格里斯．幼發拉底　兩河流域

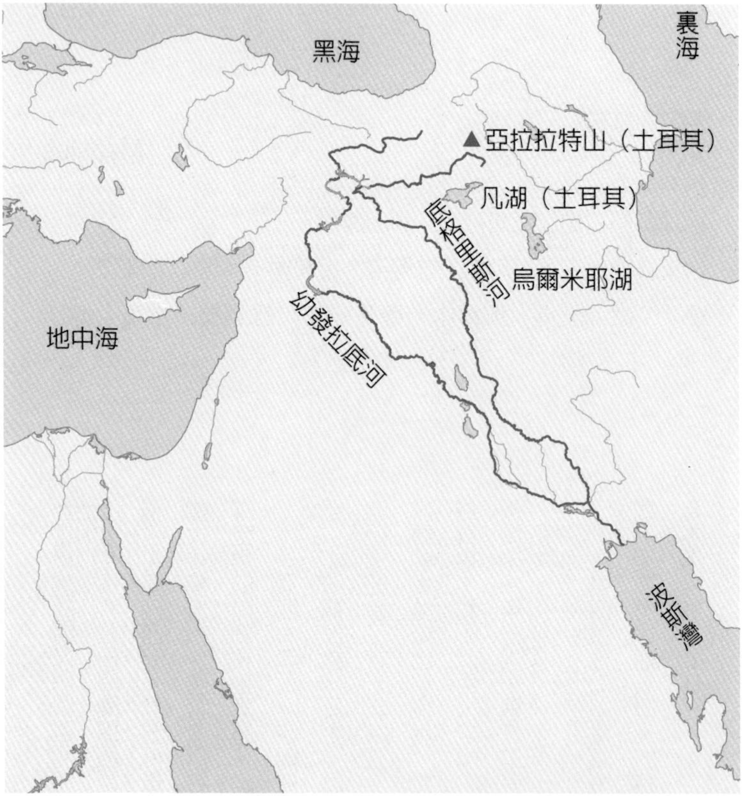

圖為夾在底格里斯河與幼發拉底河的地域，意味著「河川之間的地域」，後逐漸稱為「美索不達米亞」。

麻疹 Measles

病 原 體：副黏液病毒科的麻疹病毒

傳染途徑：空氣傳染、飛沫傳染、接觸傳染，傳染力極強。

症　　狀：發燒、流鼻水、眼睛充血、喉嚨痛，接著全身出疹。

麻疹隨著文明興盛而流行。它以美索不達米亞為中心，往周圍擴散。傳染到了邊境，速度就變慢了，直到西元一九五一年，在世界盡頭的格陵蘭爆發大規模流行。儘管麻疹的傳染力極強，但擴散至地球全境的時間，也經歷了約五千年。

一八四六年，浮在挪威與冰島間、北大西洋上的島——法羅群島，發生了麻疹大流行。由於前一次的流行已經過了六十年以上，因此，這波疫情中，六十幾歲的人並未出現症狀。然而，以年輕島民為主的法羅群島，七千八百人之中，約六千一百人確診。到最後尚未感染的人，應該是受到周圍「群體免疫」的恩惠所導致。

在島嶼這樣的隔離環境下，人們詳細地調查傳染病，獲知潛伏期、傳染的時間等問題，完成了對麻疹真相解答的重要任務。

各國麻疹報告數值（2018年6月～2018年11月）

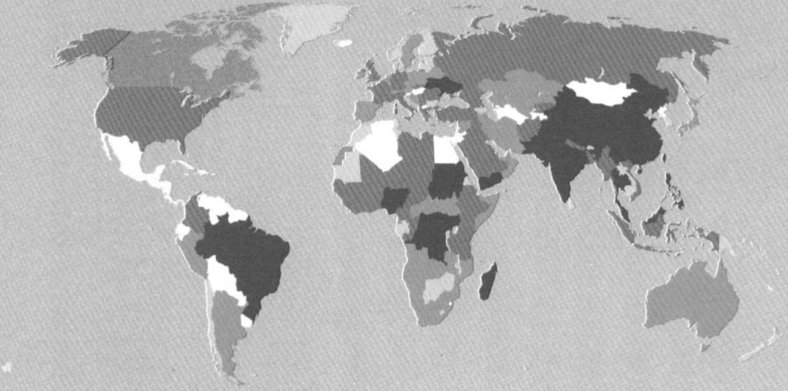

■ 1000以上 （15國／8%）
■ 100-999 （41國／21%）
■ 10-99 （39國／20%）
■ 1-9 （35國／18%）
□ 0 （51國／26%）
■ 無資料

出處：Global Measles and Rubella Update January 2019

最多罹患麻疹的國家	
烏克蘭	16932
印度	14926
巴西	9669
菲律賓	5936
馬達加斯加	4327
泰國	3576
葉門	3310
剛果	2672
蘇丹	2591
馬來西亞	1508

令人驚恐的傳染病麻疹，幾乎每一個人一生都會感染一次，在日本，被說成為「命中注定的疾病」。

現在依然無特效藥，據說不是確診後產生免疫，就是接種疫苗後免疫。至今確診一千人中依然會有一人死亡。2000年發生的傳染流行時，日本國內一年內出現20～30人過世的情況。因此，至今仍是危險的傳染病之一。

B.C.3000年左右

從木乃伊中獲知侵襲埃及文明的傳染病

第十八王朝的石碑上　描述小兒麻痺的症狀

從紀元前五〇〇〇年左右開始，埃及文明發展於尼羅河流域萌芽；約在紀元前三〇〇〇年時，王朝開始統一；之後一直到紀元前十一世紀為止，約歷經三十一個王朝更替。由於尼羅河的定期洪水，肥沃的土壤從上游沖積下來，地方因此興盛繁榮，農耕文化因而大放異彩。

埃及文明的特徵為大量製造金字塔、木乃伊等，以及豐富的象形文字、壁畫等。依據已出土的木乃伊調查，發現了結核病、痲瘋病、小兒麻痺、天花、瘧疾、寄生蟲等多數的傳染病蔓延流行的痕跡。

小兒麻痺是自古以來就與人類共生的傳染病。此病爲小兒麻痺病毒侵入脊髓、延髓、腦部的傳染病。在多數的情況下，症狀是穩定的，但有時也會在四肢裡留下弛緩性麻痺。因常發生於小兒身上，所以也稱「小兒麻痺」。埃及的第十八王朝（約在紀元前一五七〇年至紀元前一二九三年）的石碑上，描繪著似神職的男人手持拐杖的樣子，可確認小兒麻痺的特有症狀。

使法老王死亡的瘧疾

在古代埃及廣爲流行的傳染病，是以蚊子爲媒介的瘧疾。在埃及的多數木乃伊裡，也發現有瘧疾原蟲的DNA。提到瘧疾是與蚊子有關一事，恐怕在當時的人們也並未察覺吧！然而從挖掘出來的浮雕裡，發現女王——克麗奧佩脫拉（西元前六十九年至西元前三十年）有使用蚊帳的樣子，可知似乎是被大量蚊子所困擾。

高貴的人也受蚊子煩惱。當然，瘧疾侵襲是不會挑選身分的。因「黃金面罩」而眾所周知的法老王——圖坦卡門[1]也有可能罹患瘧疾。從他在十九歲便英年早逝的法老王木乃伊遺骸

1　編註：圖坦卡門（西元前一三四二至西元前一三二三）是古埃及第十八王朝的一位法老（西元前一三三二至西元前一三二三年）。本名圖坦卡頓，意為「阿頓的形象」，之後改為圖坦卡門，意為「阿蒙的形象」。他的信仰也從崇拜阿

中，也發現瘧疾原蟲的一部分。法老王圖坦卡門的死因有諸多說法，但其中之一的原因被認爲是，因腦性瘧疾併發身體不適的惡化，可由此端倪看出古埃及瘧疾蔓延的情形。

此外，從紀元前六世紀的木乃伊中看得出已感染麻瘋病的症狀，可知在那個年代裡，不同身分的木乃伊中有爲數眾多的感染者。在紀元前一一五七年死亡的拉美西斯五世的木乃伊中，發現了天花的痘疱，這種天花傳染力極強，致死率約百分之二十至百分之五十。拉美西斯五世是「世界上最早因天花死亡的案例」。看來，這病是被人當成聞之色變的「絕症」。人類從最初的天花疫苗開發，直至西元一九八〇年五月，才宣布天花從地球上消失。這是人類與病毒經歷漫長的纏鬥而遲來的喜悅。

因爲愛貓的寄生蟲　「受歡迎」大放異彩

傳染病所造成的問題並非全是負面。寄生蟲會經由貓移轉至人的身上，如果感染到這種寄生蟲的話，性格會發生變化。例如，女性變得具有社交性，且關心別人；常注意自己的容貌等，這些「受歡迎」要素會大放異彩。但有調查顯示，也會產生一些負面的情緒，如變得剛愎

頓神改為阿蒙神。圖坦卡門的黃金面具至今仍是古埃及的一種標誌、象徵。

自用、反社會性格或猜疑心變重。

這樣的變化，乍看感覺是負面，然而把這想法反過來會如何呢？如果想成「具有獨創性，且有領導魅力」、「不會因循苟且，能大膽付諸行動，也能規避風險」等的話，也許呈現出一位頗具魅力的人物。至少讓人覺得以生意人的角度來看，似乎是成功的賣點。

據說埃及文明是「人類史上最愛貓的」，古代雕刻或壁畫中頻繁地出現貓圖案，「女神貓」受到崇拜。由於發現很多貓木乃伊，又從貓木乃伊發現寄生蟲，所以可推測人也有被感染。

古代埃及人對貓疼愛有加。如果是受到愛貓的寄生蟲移轉，致使人們變得有魅力、才能，喜歡探索，且刺激了對知識的好奇，因此才建構成豐盛的文明。這樣，對於傳染病的看法，不就有所改變了嗎？

B.C.200至200年左右

伴隨農耕擴大而增加的瘧疾，「種姓制度」成為對策

由史前時代到現代　致死之病——「瘧疾」

眾所周知，與美索不達米亞文明、埃及文明並駕齊驅的「世界四大文明」，尚有印度文明與中國文明。古代的印度、中國也深受傳染病困擾。

這兩國共通的傳染病是瘧疾。從史前時代到二十一世紀爲止，瘧疾和人類有著悠久的關係。但瘧疾痕跡並不會存在骨頭上，所以除了在木乃伊等處發現瘧疾原蟲外，只能從史料記載中窺探當時的情況。早在紀元前一千年左右，希臘與中國史料中就有類似瘧疾的記載。

瘧疾是從義大利語「MaL=aria（壞的空氣）」而命名的疾病。存在於溫暖濕氣重的場所，所以一般認爲是一種溫熱帶的瘴氣。事實上，後世的人發現瘧疾是由帶著瘧疾原蟲的「瘧蚊」

所叮咬感染的。但也有些地方的人認爲瘧疾是被蟲叮咬所導致的疾病。

瘧疾症狀爲發高燒、頭痛、噁心等。發燒會消退，但短期間內會定期地重複發作，逐漸地使體力喪失。若引起腦性瘧疾嚴重的話，也會因此造成意識障礙或腎功能不全等致死。現在雖然有預防、治療的方法，但是全世界每年仍會有近兩億人感染。西元二〇一八年時，仍有四十三萬人以上因此病而喪命，可見瘧疾至今仍是危險疾病。

瘧疾的流行是在水邊引起的。對農業而言，不能欠缺的是灌溉。爲了農耕，人類挖掘淺水路，引水至田地。沉澱的淺水路是蚊子絕佳的棲息地，也成爲瘧疾蔓延的原因。

因社會階級化減少了「密切接觸」

在中國，因稻作普及，隨定居地域的擴大，瘧疾也隨之擴散。大約是於紀元前二〇〇〇至西元二〇〇年左右，瘧疾的情況被記載於中國最早的醫學書《黃帝內經》中，書中說明瘧疾的診斷法與治療法。

說起印度，由印度河流域，至高溫多雨的恆河流域中，隨著耕地的擴大，瘧疾也困擾著人們。有一種說法：古代印度爲了對抗瘧疾，而想出的對策便是「種姓制度」。

「種姓制度」是印度的階級制度。這制度是世襲流傳的。孩子生下來就繼承了父母親的階級，男女婚姻也必須找相同階級的配偶。這是種不可跨越的嚴苛制度。因階級固定，人與人的

交流演變成只能在同一階級內進行。因此杜絕了跨級的接觸，也限制了傳染病的蔓延。

即使現今，爲了解開傳染病的傳播途徑，也會進行「密切接觸者」的調查。調查發現，惟有避開或避免、減少與人密切的接觸，才可封鎖傳染病。在無法鎖定傳染途徑的時代裡，也許印度人藉由種姓制度的設定，防止群聚感染。

瘧疾是以蚊子爲媒介的傳染病。瘧疾不會人傳人，但是經由空氣傳染或是接觸傳染源而染病是有可能的。以瘧疾而言，種姓制度是否眞能阻止傳染，是令人懷疑的。但是，和常接近沉澱水灘的低級種姓的人們相比，高級種姓的人是較少接觸蚊子的，這對傳染病的防疫效果，似乎是有益的。

「疾病項目」的數量　表示強勁的指標

擁有大規模人口的古文明，各種傳染病已經定型。在感染區域內的人們幾乎都可免疫，雖偶有感染，也不會發病。但對於未具免疫能力的外敵在戰爭中，這個傳染病具有使敵人受害的「生物武器」（細菌戰）的機能。

如果想像成越是擁有多數的傳染病，越是增強了防禦能力、攻擊能力的話，傳染病在某種意義上，可以說是具備保護都市功能的項目之一。一般認爲，文明的地域越擴大，就會吸收其周邊的傳染病。「疾病項目」增加的結果，會更強化都市、國家。

結核 Tuberculosis

病原體：結核菌

感染途徑：空氣傳染。

症狀：伴隨痰或喀血的咳嗽、胸痛、體重減輕、發燒、食慾不振、盜汗。

自古以來，結核病便伴隨在人類的歷史中。結核又稱為「勞咳」、「骨瘍（骨潰瘍）」。一般認為，三國的曹操、新選組的沖田總司、長州的高彬晉作、陸奧宗光等歷史有名人物的死因是結核病。結核也折磨國內外的藝術家。眾所周知，在日本有正岡子規、樋口一葉等人也因此歸天。有為數眾多的藝術家是貧困度日，這也是影響治療結核病的原因。

結核病的流行與生活環境、勞動環境等因素緊密相關。過苛的勞動條件下，結核病容易蔓延。例如，十八世紀產業革命後的倫敦，五個人中就有一人因結核病死亡。日本也不例外，二十世紀的紡織工廠裡，多數的女工因結核病倒下。惡劣的勞動條件和衛生條件、營養不良，工人在集體生活環境下，一人得了結核病，便使疫病迅速擴散，這也是導致眾多人死亡的原因。

新的結核病患者人數的推算（2010年）

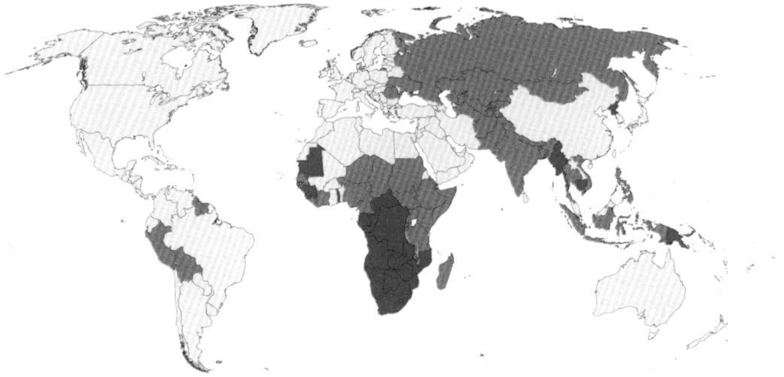

推算患者人數
人口每100萬人中，未滿100人
人口每10萬人中，100人至300人
人口每10萬人中，超過300人

出自：厚生勞動省檢疫所HP

結核病從日本明治時代至昭和二十年（1945年）左右發生大流行，也稱為日本的「國民病」、「亡國病」。日本在2018年因結核病死亡兩千人以上，至今仍是全世界最大的傳染病之一。1944年特效藥抗結核菌鏈霉素誕生了，但是產生抗藥性的細菌不斷變異，結核菌與「抗結核菌」，雙方持續進行拉鋸戰。

B.C.429年、B.C.412年

依據古代希臘史料來看流行性感冒與流行傳染病

希波克拉底書寫「流行病」的情況

古代希臘究竟流行什麼樣的傳染病?從當時的史料可看出一些端倪。古代希臘醫師希波克拉底活躍於紀元前五世紀左右,他被稱爲「醫學之父」、「醫聖」、「疫學之祖」等,留下了六十至七十卷《希波克拉底全集》。

在希波克拉底之前,一般認爲醫療充滿迷信咒術。希波克拉底把醫學改變成重視臨床與觀察。在《希波克拉底全集》裡,顯示出疾病中存在著「傳染病」。但是,在希波克拉底死後一百多年,才確定傳染病的名稱。有關疾病的哪一部分是希波克拉底所寫的,並不清楚。不過,由當時詳細記載疾病的情況,可從中得知有關折磨古代希臘人疾病的情形。

《希波克拉底全集》裡的「流行病」，記載有似乎像是流行性感冒的疾病，一般認爲，這個是「最古老的流行性感冒記錄」。希波克拉底所陳述的疾病如下：「某日突然」來了多數的住民，發高燒，不斷的咳嗽。這個不可思議的疾病立即擴散至全村。但又說此病是立即消失的「流行病」。

用科學性看法判定是流行性感冒，已是此事經過一百年左右了。「流行病」這個疾病，是不是流行性感冒一事？並不明確。不過，可知的是：人們爲高燒與支氣管炎所苦。可見，因強烈的傳染性而使全村震撼的傳染病，在古代希臘已經發生了。

戰時的雅典爆發了世界首次的傳染病大流行

從古代希臘的史料中，看到了世界首次的傳染病大流行。所謂傳染病大流行，並不是局部地區的流行，而是波及廣大範圍的流行病，是指能動搖國本的大流行。修昔底德[2]的《伯羅奔

2 編註：修昔底德（約西元前四六〇年至西元前四〇〇年），古希臘歷史學家、思想家。他的著作《伯羅奔尼撒戰爭史》一書，記述公元前五世紀斯巴達和雅典間的戰爭。也因為其對於歷史撰寫、分析、蒐集等嚴謹態度，被後人尊稱為「科學歷史之父」。

尼撒戰爭史》中有記載，紀元前四三一年，雅典與斯巴達之間，爆發了伯羅奔尼撒戰爭（紀元前四三一至前四〇四）。被敵人攻入的雅典，將城塞外所有的居住者，退居至二重城牆的內側進行守城戰。此戰中所發生的疾病便是疫病。

紀元前四二九年，城牆內發生了傳染病。從《伯羅奔尼撒戰爭史》記載中可知，人們突然被高燒侵襲，伴隨著咳嗽、嘔吐等極爲痛苦的情形。醫師嘗試進行各種治療，設法拯救病患，然而醫師們也接二連三地病倒了。此病不只傳染性極強，致死率也極高，人們束手無策，不斷有人死亡。據說全國人民的四分之一或三分之一的人失去生命，連指揮官伯里克里斯也因此病過世。這些皆是傳染病大流行的受害者。

雅典的傳染病瞬間蔓延且出現驚人數量的犧牲者，是因此病容易重症化，致死率也高。由於困守城內的關係，在狹窄的暫居處，多數人雜居生活，且處於戰爭的惡劣環境下，在這些狀況疊加下，似乎與感染大爆發有關。因爲與城牆外極少來往，所以此病並未擴散至雅典外面。雖然不是刻意的，但似乎「封鎖」成功了。

傳染病變敵我雙方的雙面刃

這個傳染病的眞相有各種說法。雖然也有鼠疫、天花等推測，但傷寒，或是斑疹傷寒的說

伯羅奔尼撒戰爭（西元前431至前404年）

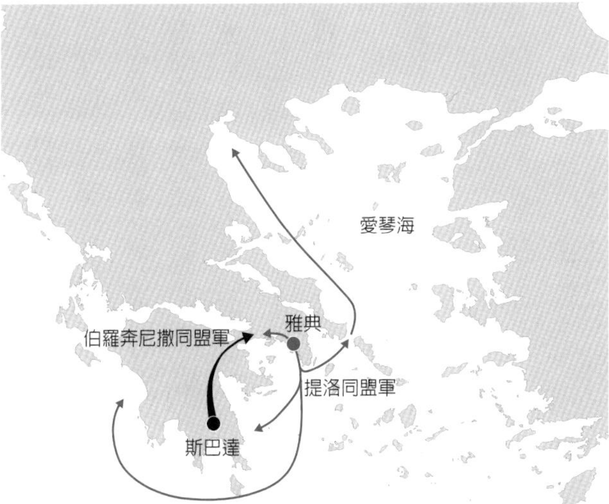

斯巴達群「伯羅奔尼撒同盟」與雅典群「提洛同盟」間的戰爭，最終斯巴達獲勝，卻因此造成希臘的衰退。

法較有說服力。不過，不管是什麼病，均無完整的記載，所以尚無結論。傷寒是指食用了被細菌污染的水或食物等，若是在戰時狀態的特殊條件下，有可能是造成傷寒容易蔓延的環境吧！

這個傳染病削弱了雅典的國力。許多民眾與最高指揮官因而喪命，生還者也留下些許後遺症，或是變得更衰弱。由於逃亡者也增加，已經無法維持戰爭，雅典被迫處於困境。斯巴達若是一鼓作氣進攻的話是會贏的，但是斯巴達卻放棄了。理由不得而知，可能是害怕未知的傳染病吧！折磨雅典的傳染病，沒想到卻成爲最後的防守堡壘。

一至二世紀

源於中國的「鼠疫」經由絲路貿易往西傳播

致死率達百分之六十至九十的「黑死病」

「鼠疫」俗稱「黑死病」，是長久以來令人聞之色變的傳染病。此瘟疫於十四世紀發生大流行，在當時世界人口四億五千萬中死了一億多，約相當於百分之二十二的人口。是一旦流行就震撼全世界的疾病。大約於一世紀在中國形成的鼠疫；在二世紀左右時，擴散至羅馬帝國全境，引起了大流行。

鼠疫的病原體是由鼠疫病菌引起的法定傳染病。主要是附著於嚙齒類動物上，尤其是以老鼠身上的跳蚤爲媒介，也會經由粘膜或皮膚的傷口、飛沫感染等方式傳染。致死率極高，若

不進行抗菌藥的治療，據說有百分之六十至九十的人會命喪黃泉。症狀是由倦怠感開始發作，進而發生伴隨肌肉痛的高燒，接著侵犯循環器官，造成心臟衰弱。鼠疫又稱爲「黑死病」的原因是，確診者的皮膚因內出血導致變成紫黑色，最後變成全黑致死，「黑死病」之名就由此而來。

鼠疫的源頭，據推測可能是中國雲南省一帶。約在紀元前時，世界上存在四大文明。一般認爲，在各自地域裡，會因環境、歷史背景等因素而存在「固有的傳染病」，這樣的話，中國地域的「固有傳染病」就是「鼠疫」。發源於中國的鼠疫，卻在離中國相當遠的地域「羅馬帝國」引發大流行。之前，疫病只是經由人、物資的移動加上都市大規模的擴張等因素，而往周邊地域傳播，但這次鼠疫是經由中國的「絲綢之路」往羅馬帝國擴散的。雙方進行物資交易，同時也將疫病傳至遠方。

透過貿易路線　東西方的傳染病相互傳播

所謂「絲綢之路」這名稱，是因爲從中國製造的絲綢產品大量外銷，是古代中國與歐洲連結的貿易之路。絲綢之路的名稱是在十九世紀時，德國的地理學家里希霍芬，在他的著作《中

國》首次提出介紹「絲綢的道路」一詞，之後逐漸成爲廣爲人知的「絲綢之路」[3]。

二至三世紀之後，以羅馬帝國爲首的歐洲各國，經由絲綢之路與中國進行各種物資的交易。歐洲以交易寶石、玻璃製品、金銀細軟、地氈等商品爲主，中國輸出的則是絲綢、漆器、紙張。此時，隨著必要的物資、人員的移動，疫病也隨之遠傳。如同貿易傳遞的模式，歐洲傳來了天花、痲疹等傳染病，中國傳去了鼠疫。如前所述，鼠疫是透過老鼠等嚙齒類動物而擴散的傳染病。我們可以想像：商隊通過沙漠等地時，在商隊貨物裡有老鼠混入其中，隨著貨物送達目的地時，便將疫病傳給他方。新來的疫病想必是無法免疫的。東西雙方交通貿易使新來的疫病大流行，以致造成各自地域人口極大的減損。

「鼠疫起源於中國」的說法自古即有，但確切的證據資料卻無所得。不過在二〇一〇年，有一篇新發表的論文收集來自世界各地十七種鼠疫病菌株。經過詳細調查其遺傳因子，排列的

3 編註：李希霍芬（一八三三年五月五日至一九〇五年十月六日）為德國旅行家、科學家、地理和地質學家，以其提「絲綢之路」而聞名。一八六八年至一八七二年，他到中國進行七次考查都江堰，並指出羅布泊位置；一八七二至一八七五年，李希霍芬回德，擔任柏林地理學會主席及在許多大學任教。在近代地理學中，李希霍芬普遍視為是位重要先驅。其著作《中國：我的旅行與據此所作的研究成果》（*China: The results of My Travels and the Studies Based Thereon*），於一八七七年出版，「絲綢之路」首次出現在該書中。

絲綢之路與「一帶一路」計劃

昔日的絲綢之路

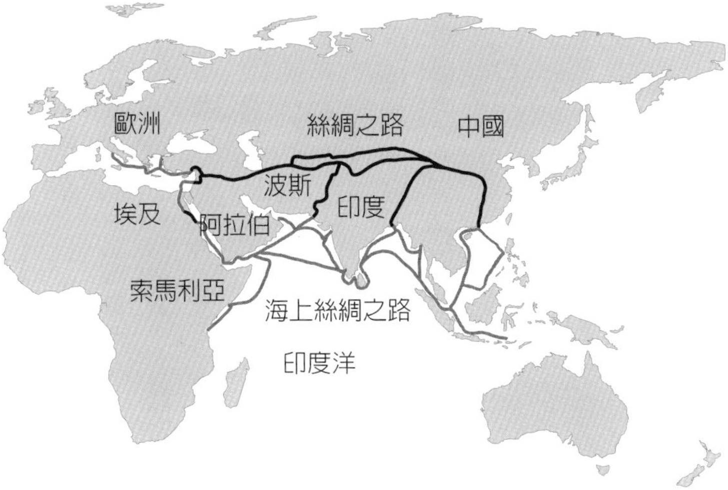

「一帶一路」計劃

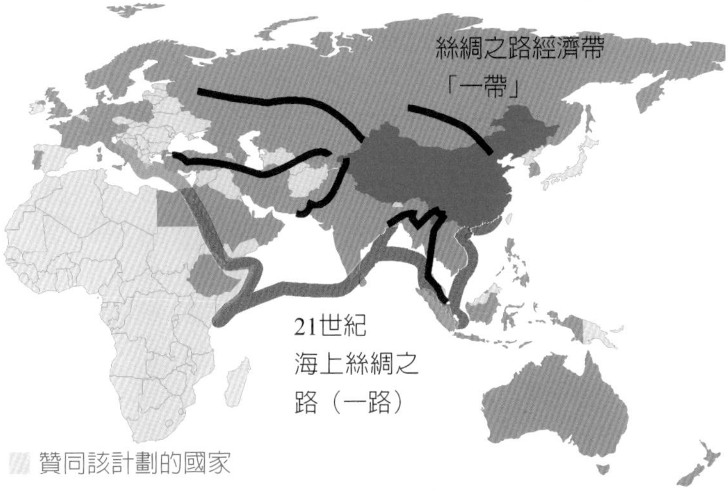

上圖為昔日的絲綢之路，下圖為中國大陸所推動的「一帶一路」，可說是與昔日橫跨歐亞大陸「絲綢之路」重疊的「新絲綢之路計劃」。

結果，發現鼠疫病菌的共同祖先，可追溯至超過二六〇〇年以前的中國，自古以來就高唱「鼠疫是起源於中國」的說法，可能性極高。中國出現的鼠疫，經由絲綢之路，到達歐亞大陸的西側，此一想法，不就得到合理印證了嗎？

約在紀元前一至二世紀時，絲綢之路交易盛行的理由是，進行交易的動機與安全性獲得確保。的確，交易的利益與嚴苛的旅途貨運風險，若不能帶來豐厚的報酬，應該是不會進行交易的。當時應該是不了解鼠疫或是天花等傳染病，有可能已經察覺到交易與疫病並非毫無關係。但商隊往來交易所帶來的龐大利益與微不足道的傳染病相較，絲綢之路的交易是利大於弊的。

古今中外　疫病隨人們的交流而擴散

史前時代，傳染病只有擴散至周邊地域。隨著人、物移動的同時，傳染病的擴散力變強且迅速。首先，透過絲路的交易，經由海路、陸路、空運，各種路線連接到世界各地，人與物品都更加頻繁傳遞。例如，陸地，以徒步開始；後來使用動物、簡單的工具車等來移動；後來人們進步到借助汽車、火車等方式移動。理所當然，往昔廣闊無邊的世界變窄變小了，此時彼此再緊密接觸的話，傳染病傳播的速度就更迅速了。

二〇一三年，中國國家主席習近平提出「一帶一路」的構想。以往昔的「絲路」爲概念，

衍生出「絲路經濟帶（一帶）」與「二十一世紀的海上絲路（一路）」來構成物流路線。這個目標計劃至二〇四九年完成，所以他持續推動史上最大規模的基礎設施投資計劃。以中國立場的規劃，想藉由一帶一路來活化貿易，促進路線上各國經濟的成長。但受到新型冠狀疫情嚴重影響的國家有：義大利、伊朗、巴基斯坦。特別是伊朗的狀況與周邊的國家不同，在世界各國疫病流行之前，就早已出現爲數眾多的感染者，是中東區域嚴重的感染國。這些國家都參與了這個「現代絲綢之路」的計劃。歷經遙遠的時光，這次的絲綢之路，似乎不免也會傳送了疫病。

第二章

動搖中世紀秩序的「黑死病」

541至542年

歷史記載上最初的大流行——查士丁尼一世的瘟疫（鼠疫）

五三六年從東哥德王國奪回羅馬

三九五年，羅馬帝國分裂成東西兩邊。西羅馬帝國受到蠻族不斷地入侵、各地的叛亂等原因，變得疲弊不堪，終於在四七六年滅亡；另一方面，東羅馬帝國（拜占庭帝國）控制著地中海，依然保有強大的實力。當時世界的中心還不是西歐，而是以亞得利亞半島、佩羅波內索斯半島爲中心的地中海東岸。

不過，由奧古斯都皇帝（羅馬帝國開國皇帝）開啓的（羅馬和平）成就輝煌[1]。查士丁

1 編註：奧古斯都（西元前六三年九月二十三日至一四年八月十九日），是羅馬帝國的開國君主。「奧古斯都」（神聖、

尼一世企圖恢復往昔羅馬榮光而奮起。五二七年即位的查士丁尼一世，首先編纂《羅馬法大全》，這部法典重新整理了繁多的古代羅馬法律。此《羅馬法大全》至今依然是歐洲諸國法律的根底。

此外，他也鎮壓在國內爆發的大規模叛亂，並乘勢收復失去的羅馬帝國領土。他開始征伐舊西羅馬帝國領地，包括恣意建國的日耳曼民族的各個國家。五三六年，從東哥德王國手中奪回了羅馬等地，完成了豐碩的成就。

皇帝亦染疫　帝國再興之夢受挫

查士丁尼一世復興羅馬帝國再復興的雄心，因鼠疫大流行而受挫。五四一年開始的「查士丁尼的瘟疫（鼠疫）」是被認爲現存可信賴最早的傳染病流行記錄。查士丁尼一世本人雖然保住性命，卻感染了鼠疫。

疫病從東邊蘇珊王朝（伊朗二二六至六五一的王朝）波斯開始，往西邊擴散至南歐。歷史

至尊的意思）這個稱號是他在紀元前二十七年獲得，當時他年僅三十六歲。十四年八月，他去世後，羅馬元老院決定將他列入「神」的行列，並將八月稱為「奧古斯都月」，這就是「八月」（August）的由來。

學家普羅科匹厄斯[2]所著的《戰史》中，詳細記載首都伊斯坦堡的淒慘狀況，疫情最嚴重時，光是伊斯坦堡一天就死一萬人。屍體無法掩埋，任其堆積，首都飄散著屍臭味。據推測，當時死亡人數達到伊斯坦堡人口的百分之三十三至百分之四十。

依據普羅科匹厄斯所述，疫病是從蘇珊王朝波斯所控制的埃及開始。由於交易而運送的穀物中，混入帶有鼠疫病毒的老鼠，進而進入伊斯坦堡。依據現有的研究推測，此時鼠疫是在肯亞、烏干達、剛果等撒哈拉以南的地域發生，之後進入埃及，或是經由別的途徑到達伊斯坦堡。

「查士丁尼的瘟疫（鼠疫）」在冬天時，就呈現收斂狀態，但一到春天，便殺氣騰騰；就是以這種模式反覆出現。這個從六世紀開始的鼠疫大流行，後來以循環式地發生，一直持續至八世紀爲止。之後地中海沿岸人口恢復也經歷相當久的時間。

由地中海往北方前進　西歐社會的中心移動

由於疫病導致人口銳減，東羅馬帝國的稅收嚴重不足。加之疫病流行時又對外征戰，聖索

2　編註：普羅科匹厄斯（約五〇〇年出生、五六五年逝世）是位著名的東羅馬帝國學者。東羅馬皇帝查士丁尼一世登基時，普羅科匹厄斯成為其最重要的軍事將領貝利撒留的法學顧問，並撰寫了關於查士丁尼一世的《戰史》。

菲亞大教堂的重建等，這些必須有龐大的稅金來支援，因此查士丁尼一世受到極大的困窘與打擊。他之後仍持續向外征戰，但是因疫情變得脆弱的東羅馬帝國並未獲得明顯的戰績，疫情反而使國力益形凋敝。

查士丁尼一世將東羅馬帝國領土擴大，確實締造了帝國的強盛巔峰。但也因疫病影響，在他死後，東羅馬帝國逐漸式微，導致於七世紀後，伊斯蘭勢力入侵阿拉伯半島至地中海沿岸，衰弱的帝國只能勉強地抵抗外敵而已。

大約從古希臘文明開始，地中海沿岸便是歐洲文明的中心。然而因「查士丁尼的瘟疫（鼠疫）」之後的文明中心便轉移至北部。這是因爲與人口密集、商業交易熱絡而密切接觸的地中海沿岸相比，人口較少，鄉村式的北部鼠疫災情較輕微的緣故吧！不久後，查理（法蘭克王國的國王）大帝於八〇〇年時，由羅馬教會授以皇冠，並成爲羅馬教會的庇護者。由於以上種種因素，遂以法國、德國爲中心，形成新的歐洲秩序。

610年、762年

隋朝為鼠疫、唐朝是不知明的瘟疫，都是讓王朝崩壞的災難

隋煬帝完成的大運河爲傳染途徑？

因「查士丁尼的瘟疫（鼠疫）」，使東羅馬帝國陷入大混亂之時，東方的帝國——中國的隋朝，此時也記載因鼠疫而導致的人口銳減。

五八九年，隋朝滅了陳國，完成了中國統一。這已經是自西晉解體以後，經過約三百年後的事。完成統一的隋文帝實施了科舉等措施，不停地進行對日後中國文化產生巨大影響的內政改革。六〇四年，文帝駕崩，煬帝繼位。而鼠疫的大流行，即發生在以暴君聞名的第二代皇帝——「煬帝」之時。

煬帝登基後即大興土木工程。首先，煬帝爲了防禦北方異族突厥的入侵而興建長城。另外，戮力開鑿連接江北與江南的大運河。這些工程花費龐大的經費與數百萬計的民工。由於對待勞役過於苛刻，導致無數人喪命，而且，煬帝又不斷對高句麗用兵，使人民的賦稅超過負荷。

在如此艱困的情勢下，約從六一〇年開始，中國爆發了鼠疫。一般而言，鼠疫被認爲是由中國傳染擴散至西歐的。但是「查士丁尼的瘟疫（鼠疫）」是在五四二年流行，而隋代的鼠疫流行時間爲六一〇年。因此，疫病應該是由西方傳播至東方吧！有書籍記載：「廣東省等沿海地區常見到瘟疫，但內陸區域則屬罕見。」所以，鼠疫應是由海路進入中國的。不過，隋代疫病開始流行的時間是六一〇年，此時大運河已完成竣工，有可能是老鼠混入航行於大運河上的貿易船內四處傳播瘟疫，這也成爲疫病蔓延的因素之一。

因鼠疫而荒廢的隋朝　引起大規模叛亂

在六一〇年後的半個世紀內，發生七次的疫病流行，致使不計其數的人病倒。不堪重稅、勞役的百姓們，又遭受疫病的折磨。

當時的中國人認爲：瘟疫、饑荒等問題，是因爲執政者德行不良所導致，於是，無法再承受重負的百姓終於爆發叛亂。六一八年時，煬帝被弒，隋朝滅亡；李淵、李世民父子建立了唐朝。

唐朝於第二代皇帝李世民時，實現史稱「貞觀之治」的強盛治世[3]，遂使唐朝國力鼎盛。第三代皇帝高宗時，征伐高句麗，取得勝利，進一步向高峰邁進。

不過，根據文獻記載：沿海各省頻繁地發生瘟疫流行。特別是在南方，似乎死者甚多，人口明顯減少。儘管沿海地區有疫病流行，八世紀的唐玄宗時代，依然開創史稱「開元之治」的盛世[4]，再度將大唐皇朝推向頂峰。然而這樣的繁榮盛景並未持久。

唐朝亦蔓延瘟疫　大帝國傾倒

七五五年，節度使們發動「安史之亂」[5]，唐朝局勢因此大亂。隨著烽火四起的叛亂，七六二年，在長江下游一帶發生疫病流行。根據《舊唐書》記載：「江東發生大瘟疫，死者過

---

3 編註：貞觀之治，指唐太宗（六二七年至六四九年）在位二十三年間的清明政治。唐太宗能知人善用、虛心納諫，重用魏徵等諍臣並採取以農為本、休養生息、完善科舉制度……等政策，讓社會安定。

4 編註：開元之治是唐玄宗統治時期出現的盛世，使得天下大治，大唐國力到達顛峰。後世史學家稱其為「開元之治」。

5 編註：安史之亂是由節度使安祿山與史思明與唐朝皇室爭奪天下統治權的戰亂，是唐朝由盛而衰的轉捩點，並造成藩鎮割據的局面。

半數。」當時似乎陷入確診者半數以上都死亡的悲慘情況。在此疫病之前已發生水災，朝廷因此無法徵收年稅。也許是戰亂加上水災成爲瘟疫流行的肇因，由北方往沿海地區逃難的人潮中，想必混入了瘟疫的染病者。

可以推測出：原本惡化的財政，因叛亂而雪上加霜。唐朝自身無法完全鎭壓叛軍，必須借助北方異族維吾爾人的力量。雖然最後鎭壓了叛軍，但之後卻遭異族們干涉內政，導致唐朝威信盡失，國力逐漸式微。疫病是造成隋朝崩毀的要因，之後，也間接對唐朝造成重大打擊，加速其滅亡。

天花 Smallpox

病 原 體：痘病毒屬的天花病毒

傳染途徑：經由呼吸器官或是患者出疹膿疱流出的膿液傳染。

症　　狀：發燒、全身出疹變成膿疱，痊癒後，終身會留下結疤。

有此日語諺語：「痘痕（痘疤）也迷人（情人眼裡出西施）」。諺語中的痘痕（痘疤），就是因天花出疹，破膿潰爛後的痕跡。

在以前，天花不僅傳染性強，死亡率也極高。而且，即使痊癒，終身會留下醜陋的痘疤，所以是令人聞之色變的傳染病。肖像畫普及的年代是在文藝復興之後，畫中不畫染上天花的痘疤痕跡，是大家心照不宣的事。

十八世紀，由於金納利用牛痘進行種痘，使天花變成可預防的疾病。日本的緒方洪庵實施種痘也頗有名氣。由於天花預防方法的落實，曾經蔓延全世界的天花傳染病於一九八〇年宣告滅絕了。人類戰勝了長久為敵的天花病毒。

735年至737年

傳播至日本的天花與奈良大佛的建造有關

相當於總人口的三成 一百萬人死亡

藤原四兄弟掌握政治實權後，推行派遣外交使者至唐朝、新羅等，積極向外發展。此時奈良時代的日本大量吸收、接納外國文化、技術等，使得天平文化[6]大放異彩。但是，七三五年，痘瘡[7]，也就是天花開始流行蔓延，此時正是新羅使者返國述職。所以推測：天花大概是

6 編註：天平文化（てんぴょうぶんか），是指聖武天皇遷都到奈良平城京，元號天平，所以稱為天平文化。當時皇族與貴族藉著遣唐使帶回的資訊，進而學習唐朝文化，導致佛教風、中國風開始影響全日本。

7 編註：天花最早命名為「虜瘡」，又因是東漢時從越南帶回俘虜所導致，又有天痘、天花、痘瘡、痘疹……等名稱。

從新羅帶回來的吧！據說當時約有一百萬以上的人死亡，相當於日本總人口的三成。

造成日本大恐慌的天花，是天花病毒所引起的傳染病。其症狀為發高燒，全身出疹。出疹的位置，不僅在身體表面，也深入呼吸器官、消化器官等內臟部位，致死率非常高，近百分之二十至百分之五十。因患者出疹時破裂的膿液有極強的傳染力，使天花成為令人恐懼的疾病。由於天花的流行，日本也發生劇烈的社會變化。

恐懼「長屋王詛咒」疫病

共同與中大兄皇子推動大化革新[8]的中臣鎌足的兒子——藤原不比等，於奈良時代前期，為鞏固地盤勢力而串連奔走，成功掌握極大的權力，平城京遷都也是他主導的政績之一。藤原讓女兒光明子嫁給聖武天皇，也將興旺藤原家族的任務交給兒子武智麻呂、房前、宇合、麻呂等四兄弟。他於七二〇年過世。四兄弟的目標是實現由藤原氏掌控的獨裁政治，並策劃讓光

8 編註：大化革新，是六四五年日本的社會政治改革。主要是廢除當時豪族專政，效法中國唐朝成立中央集權國家，對日本影響深遠。孝德天皇（六四五年至六五四年）即位，遷都難波京（今大阪市），建元大化，創建出日本第一個年號。因此，日本逐漸成為以天皇為首的中央集權國家。

明子成爲皇后。但當時右大臣長屋王等人的皇族勢力對此持反對意見。於是，藤原四兄弟與長屋王之間發生激烈的政爭。七二九年，有人告密說：「長屋王藉著咒術，企圖顛覆國家。」因此，藤原四兄弟派兵包圍長屋王府邸，長屋王被迫自盡，史稱「長屋王之變」。鏟除了長屋王，四兄弟的反對勢力已一掃而空，成功地掌控政治實權。在此之前，皇后只限於皇族血統，然而四兄弟成功將姊姊光明子送上皇后寶座。從此，建立藤原氏的女兒成爲皇后的先例。

所向無敵的四兄弟，他們的野心因天花大流行而受阻。在前所未有的傳染病大流行中，握有實權的四兄弟全部病死。七三七年時，疫病流行的情況雖然已有減緩，然而對日後的日本有極大的影響。四兄弟中若有人倖存，日本史也許會變得不同。

天花疫情大流行是於奈良時代末期至平安時代初期，正値藤原氏與水火不容的政敵進行激烈的權力鬥爭。但由於四兄弟皆病歿，使朝廷運作免於陷入混亂的是四兄弟的政敵橘諸兄、吉備眞備等人一派[9]。但對此勢力進行反撲是四兄弟的後代，即宇合的兒子藤原廣嗣。於七四〇年，藤原廣嗣在大宰府舉兵要消滅反藤原派勢力，但因是外戚藤原氏所發起的叛亂，盛怒的聖武天皇下令討伐。此役後，讓掌握實權的藤原氏影響力大幅下降。

9 編註：當時把持日本朝政的藤原四兄弟染疫而亡，於是聖武天皇重用橘等兄長與留唐歸日的玄昉、吉備真備等人，以維持日本政權的運作。

爲鎮壓疫病建造東大寺與大佛

日本聖武天皇天平年間的瘟疫大流行，不僅影響到政治情勢，也使社會體制發生了劇烈的變化。由於農民人數減少以致糧食不足，爲了增加糧食生產，七四三年實施《墾田永年私財法》，此法承認土地的私有化，有實力的貴族或是寺廟神社勢力遂取得廣大的莊園，如此一來，便重新連結了平安時代的貴族政治。原本規定土地爲國家所有的律令制，因而遭到摧毀。換言之，以天皇、皇族爲中心的律令制，因爲天花瘟疫的流行，反遭致命的一擊。[10]

天花的災難造成百姓重大傷害，尤其是聖武天皇對悲慘的疫情更是心痛，因而傾心於佛教，下令建造東大寺與大佛，並在日本各地營建分寺。也許聖武天皇認爲，瘟疫的原因是自己對長屋王見死不救而產生的詛咒所導致。此時天皇特地從唐朝邀請鑑眞和尚來日本，並建造唐招提寺，至此，日本佛教興盛。不久後的平安時代，擔任遣唐使的最澄法師與空海法師，他們之後各自創立了天台宗與眞言宗，兩位開山祖師，使持續至今的日本佛教文化大放光芒。

---

10 編註：日本在奈良時代頒布國家組織基本法典——「大寶律令」，使日本逐漸成為「律令制」的國家，全國土地及人民都是天皇所擁有的。「公地公民制」是學界公認在律令制形成過程最重要的經濟制度。疫情結束後，日本頒布《墾田永年私財法》，規定只要取得土地開墾資格及在期限內完成，就能以私人名義永久擁有該田地，還受到國家保護。

十一至十三世紀

因十字軍遠征擴散至全西歐的麻瘋病

隨古代羅馬帝國的擴大而擴散

麻瘋病會引起：皮膚的結痂、潰瘍、硬化；末梢神經變肥厚、眼睛異常等症狀，對人的外觀上有極大影響；其病原體爲麻瘋桿菌。在麻瘋病原因尚未明瞭之前，人們流傳著此病是上帝的懲罰，並歧視、誤解是遺傳性的疾病等，使患者蒙受不白之冤。

依據近幾年的研究顯示，麻瘋病起源於東非、埃及、土耳其、巴爾幹半島周邊的亞得里亞半島、近東地區，很明確看出人們是由這些地方往世界各地移動傳播。從古希臘、古羅馬時代就有麻瘋病的記載，可知更久以前此病就已入侵歐洲。古希臘歷史學家普魯塔克（四六年至一二〇年）曾留下記錄：麻瘋病是由波斯入侵所帶來的疫病。

羅馬帝國將其版圖擴張至歐洲全境時，麻瘋病亦隨之擴散至歐洲內陸。由於患者不斷增加，基督教會在各地設置為「漢生病（麻瘋病）院」的救護站。即使進入中世紀後，麻瘋病患者依然存在一定的數量。於是，教會、國家等單位備齊了「漢生病（麻瘋病）院」的設備。

歐洲各處多數的士兵 奔赴東方世界

進入十四世紀後，歐洲的麻瘋病蔓延的情況達到高峰期。原因是十字軍的東征。

一〇七一年，東羅馬帝國因為被塞爾柱王朝打敗，東羅馬帝國皇帝——阿歷克塞一世向羅馬教皇尋求協助。教皇厄巴納斯二世於一〇九五年的克萊芒宗教會議上，決議奪回由伊斯蘭勢力控制的聖地——耶路撒冷，因而於一〇九六年，由法國、德國、南義大利的諸侯們集結第一次的十字軍與伊斯蘭勢力對峙。一〇九九年，成功奪回耶路撒冷，建立耶路撒冷王國。之後，到一二七〇年以前，共派遣七次十字軍作戰，但於一一八七年，耶路撒冷又被伊斯蘭勢力奪走，之後再也無力奪回。

由於十字軍的遠征，歐洲與東方社會的交流變得活躍，很多文化、人員得以來往交流。麻瘋病疫情經由早已蔓延的亞得里半島，再藉著歐洲各地的士兵來往巴勒斯坦之間，導致在歐洲各地擴散。在英國曾記載：十字軍歸返士兵中有麻瘋病患者。在法國，歸返士兵與朝聖者雜混

一起，多數的猶太人、阿拉伯人橫越至主要都市，已確認其中有麻瘋病患者。

宗教性的患者　救濟與歧視　日漸顯著

在十三世紀以前，並不清楚究竟有多少麻瘋病患者存在。當時稱為「漢生病（麻瘋病）院」或是「漢生病（麻瘋病）村」的療養所，僅在法國，似乎就有一千五百至二千個，可見疫情的嚴重性。十三至十四世紀的歐洲全境約有一百萬的病患，因此設置一萬九千個麻瘋病患者的療養所，眞是令人恐懼的猖獗期。

基督教會為救助患者，於一一七九年召開拉特朗教會會議，決定幫助、處理不斷增加的病患。另外，聖法蘭西斯及聖女伊麗莎白等人犧牲奉獻的救助活動也影響各地。於是，大家紛紛有組織性地救助病患。基督教的《舊約聖經》──《利未記》，也詳細記載對麻瘋病患的處理方法。更有甚者，在《新約聖經》中記載，耶穌基督只憑觸摸重度麻瘋病患的皮膚，就將其治癒的奇蹟。只因為當時認為：仔細照顧皮膚病患者是宗教性的使命。

另一方面，禁止麻瘋病患者結婚或是繼承，甚至將他們從都市中驅逐等歧視性措施的事件也很多，這是不爭的事實。即使明白麻瘋病無遺傳性，且治療法已確定的二十世紀，歧視性的政策依然存在於世界各國。對患者的偏見至今依然根深蒂固，造成社會沈重的壓力。

鼠疫 Plague

病 原 體：腸内細菌科的鼠疫菌

傳染途徑：由感染鼠疫病菌的老鼠等嚙齒類動物身上所附著的跳蚤，經由叮咬而感染。

症　　狀：倦怠感、發燒、全身肌肉痛、嘔吐、噁心，腋下、鼠蹊部的淋巴節腫脹、疼痛。

惡名昭彰的鼠疫病菌是引起史上最嚴重傳染病的細菌。英語中「Plague」意味著疫病，就是指鼠疫，可見鼠疫帶給人鮮明強烈的印象。

因鼠疫病菌感染的方式與症狀的不同，而分類成「腺鼠疫」、「肺鼠疫」、「敗血症鼠疫」。感染率高的腺鼠疫，死亡率可達到百分之三十至百分之六十。鼠疫俗稱「黑死病」，是因為患者皮膚會因出血呈現紫黑色，故得此名。

十九世紀末，北里柴三郎等人發現了病原菌。因此才能採取防止傳染的對策，傳染也隨之驟減。但即使是現在，在南北美洲、非洲、亞洲的農村中，此病依然以風土病（地方病）[11]的姿態殘存著。

11 編註：地方性流行病，是指小規模、在部分地區爆發的病，又名「地方病」、「風土病」。

十四世紀

破壞既有社會的中世紀「黑死病」大流行

伴隨氣候暖化　向農業革命邁進的歐洲

六世紀的「查士丁尼的瘟疫（鼠疫）」，直至八世紀中葉為止，鼠疫在地中海沿岸重複流行數次。不過，約自七五〇年以後，直到下一次大流行開始，鼠疫在歐洲卻不見蹤影。由於十字軍的遠征，痲瘋病等傳染病理應與鼠疫同時被帶進歐洲各都市，然而並未有明顯流行的跡象。但一進入十四世紀，卻發生史上最嚴重的大規模流行，全世界有七百五十八萬至二億人喪命。

在鼠疫大流行之前，歐洲於十世紀左右發生農業革命。正是從十世紀開始，寒冷的氣候逐

漸轉暖，被稱爲「中世紀溫暖期」。配合氣候轉變，三圃制[12]（西歐莊園所採用的典型式土地利用法，將土地分成三區利用的農法）普及化，且重量有輪犁（重犁，利於深挖土壤）、水車等農具普及，使得生產質量大幅躍升。

如此一來，完成了中世紀的農業革命，以英國、法國、德國爲中心的歐洲國家，人口增加，人們紛紛往都市集中。此外，向外擴張的活動也變得活躍，前述的十字軍遠征、伊比利半島（西班牙）的國土收復運動也不停地進行著。再者，隨著生產量提升，富餘的農作物買賣也變得熱絡起來。連羅馬帝國衰敗，頹廢已久的貨幣經濟也復活了。而以義大利各都市爲中心與歐洲各港口，也因商業交易發達自由，促成了文藝復興。

然而，人口暴增，導致都市衛生狀況也跟著惡化。人或動物等的排泄物、生活垃圾等恣意棄置道路中，因而發出惡臭，成爲以鼠疫爲媒介的老鼠樂園。而且，爲了取得農地，邊境的土地不斷開拓，導致森林減少，老鼠的天敵，狐狸、狼等肉食動物銳減，於是造成老鼠大量繁衍。

更有甚者，進入十四世紀之後，天候變得不穩定，特別是一三一四年開始的數年間，持續

12 編註：三圃制是把土地分成三部分並進行輪作。例如，第一部分種植小麥，第二部分種植大麥，第三部分就休耕；隔年三部分土地上的作物輪替，如此三年為一個週期，把土地利用率從二分之一提升到三分之二。

異常的低溫及連綿不止的雨勢。因此，於一三一五至一七年，歐洲全體發生了因農作歉收而造成嚴重的糧食不足。鼠疫也侵襲著因饑荒而衰弱不堪的歐洲人民。

稱霸大陸的蒙古帝國引起傳染病流行

聞之色變的十四世紀黑死病（鼠疫），最初發生的地方是中亞，此事已經成爲現今的定論。十三世紀開始至十四世紀中葉，從中國至東歐，橫跨歐亞大陸的蒙古帝國迎來巔峰期。蒙古帝國於領地的各國地方設置驛站，實行驛站傳達機制，構築橫越龐大帝國的交通網絡，因此，橫跨絲路的貿易也活化。經由交通網絡在中亞發生鼠疫的流行，首先便是往東方移動。一三三一年，在中國發生大流行。據推測，在一三三四年時，河北省就有九成人口、約五百萬人死亡。

在中國大流行的鼠疫，也隨著不間斷的商隊、遠征的蒙古軍往西方傳播，甚至到達敘利亞、巴勒斯坦的中東、埃及等北非地區。在基督教世界裡，最初鼠疫流行的地方是一三四七年，克里米亞半島的商業都市卡法（費奧多西西，古稱卡法）。卡法被蒙古軍包圍，陷入痛苦的守城戰。另一方面，由於蒙古軍由東方帶來鼠疫，士兵因此接連病倒，作戰效果不彰。因此，蒙古軍進行恐怖的戰法，將感染鼠疫致死的士兵屍體，以投石機射入城內，讓都市內蔓延

疫病。卡法軍最後雖然擊退蒙古軍，但也因戰禍與疫病而荒廢。

在義大利商業都市中，以熱那亞出身的商人居多。戰爭期間，在卡法進行交易的歐洲商人拼命逃出城外，經由伊斯坦堡往西西里島，再搭船逃難至熱那亞、威尼斯等義大利北部各個都市，船艙內混進帶有鼠疫病菌的老鼠，因此鼠疫隨之傳入西歐。

馬賽、佛羅倫斯、羅馬等都市首當其衝，鼠疫也流竄至巴黎、倫敦等地。向西至英國，向東甚至遠達俄羅斯西部，幾乎歐洲全境淪陷。沒想到，由於自由的商業環境及文藝復興，各都市交流貿易興盛之餘，卻也促使鼠疫災難擴大。

推測當時歐洲人口有八千萬，百分之六十的人因病死亡，小的城鎮甚至全部滅亡。一三五三年時，疫情稍有收斂，但其後又反覆地四處爆發小規模瘟疫，不停地折磨人們。

社會狀態爲之一變的黑死病歐洲世界

歐洲由於鼠疫（黑死病）的流行，使既有的社會秩序被破壞得支離破碎，人們被迫適應時代的大轉變。首先，因爲災情使大量的農民死亡而導致勞動力嚴重不足，讓領主們減少稅收來源。另一方面，以往繳納年稅的農民們，轉變成以收費方式來經營農業，以莊園制度而建構的中世紀秩序隨之摧毀，國家因此接收了沒落的莊園領主土地，而強化了王權的力量。

另外，疫病在當時被認爲是神的懲罰，而天主教會對鼠疫流行禍害也毫無有效作爲，造成威信下降。人們討厭偏狹的教義而往外向基督教尋求精神依歸。在基督新教尚未萌芽時，豐富且充滿人情味的古希臘、古羅馬的書籍、藝術文化等早已流傳甚廣，此時更出現回歸古代經典的思潮並蓬勃發展，這便是文藝復興。由於文藝復興運動，人們脫離教會權威的束縛，不斷發展藝術、學術，因而觸發技術、思想的革新等。在十五至十六世紀時，這種變化，因爲馬丁．路德、胡斯等人的宗教改革[13]而開花結果。十四世紀鼠疫的大流行，也使中世紀結束，成爲進入下一世紀的轉折點。

13 編註：宗教改革是天主教在十六至十七世紀教派分裂及改革運動，也是新教形成之始，是由馬丁．路德等神學家與政治領袖發起的。一五一七年，路德發表《九十五條論綱》引發宗教改革，並反對當時羅馬天主教會的教條、儀式和教會組織結構，最後成立新的改革派教會。

第三章

大航海時代與產業革命

十六世紀

歐洲的大航海時代導致傳染病傳入南北美洲大陸

隨著新大陸的發現　天花也跨越大西洋

所謂大航海時代，是指約十五世紀開始至十七世紀中葉，歐洲人航向外海，駕駛大型帆船，擴張勢力至東洋世界。其目的是不透過伊斯蘭勢力，而直接與亞洲世界進行貿易。首先，葡萄牙打頭陣，由非洲大陸沿岸南下，到達非洲大陸南端的好望角再開拓印度洋航線。

之後西班牙也跟進葡萄牙的腳步。但由於非洲大陸南下航線已由葡萄牙搶先一步，西班牙便採用克里斯多福・哥倫布的「橫越大西洋，向西航向亞洲世界」的航線。一四九二年八月三日，由西班牙的帕羅斯港出航的哥倫布船隊，約經過兩個月的航行，到達歐洲未知的美洲大

陸。歐洲人盛行在「新大陸」進行殖民，然而，歐洲的傳染病卻因此傳入美洲大陸南北處。最初大殺四方的疾病是天花，在哥倫布登陸聖薩爾多島（巴哈馬島嶼）後，開始流行擴散；隨著西班牙人移動，同時也傳染至伊斯帕尼奧拉島、古巴島等，演變成大流行。

天花從遠古開始，於非洲與歐亞兩大陸大肆傳染，經由接觸，或是飛沫傳染而發病，感染率與致死率都非常高；但若是確診後治癒，便不再感染。多數的西班牙人於幼年時已染上天花，所以再接觸時就會免疫。但原住民們卻伴隨著高燒與全身出疹的痛苦一一病倒。

因天花而滅亡的阿茲特克與印加

天花間接成爲阿茲特克王國與印加王國滅亡的主要原因。阿茲特克王國是位於墨西哥高原上強盛的國家，國王憑藉強大權力，控制著國民與周邊部族，在石器文明時代建築高度繁榮的都市。浮現於提斯可可湖上的首都特諾奇蒂特蘭等處是擁有人口二十萬的大都市。一五二一年時，西班牙埃爾南·科爾特斯發動了侵略戰爭，阿茲特克士兵奮勇作戰，幾乎打敗西班牙軍隊。但也因爲戰鬥的接觸，士兵感染天花。最後，阿茲特克士兵無法再組織有規模的抵抗，終於向科爾特斯投降。

另一方的印加帝國，是位於祕魯高原繁盛的帝國，藉著獨特的石器文明而興盛，但因天花

流行導致人口驟減。印加帝國在被天花摧毀之前，在一五三三年先被西班牙人法蘭西斯克・皮薩羅征服。

隨著以西班牙人爲首的歐洲人進入殖民地時所帶來的傳染病，除了天花以外，還有於一五三〇年至一五三一年的麻疹、一五四六年的傷寒、一五五八年至一五五九年的流行性感冒；還有肺炎、流行性腮腺炎等。歐洲帶進來的傳染病陸續流入殖民地。在這些傳染病的追殺下，加上天花的肆虐，讓疲憊不堪的原住民們遭受極大的傷害。

雖然這些傳染病是偶然傳入殖民地，但見識到傳染病強大威力的歐洲人，卻心懷不軌地利用它。爲了想殲滅妨礙農園建立的原住民，而將麻疹患者穿過的衣服送給原住民，這種行爲簡直就是所謂的「細菌武器」。

開始與非洲大陸間進行貿易的同時，從非洲帶來的奴隸身上也帶進非洲大陸的傳染病。尤其是十六世紀至十七世紀被帶進來的瘧疾，與一六四八年帶進來的黃熱病，在新大陸落地後都痛苦地折磨著原住民，或是來自歐洲的殖民者等。

改變新大陸宗教的傳染病蔓延

在傳染病下苟延殘喘的原住民們，接二連三地改信基督教。原本在阿茲特克或印加等地，

哥倫布的航線與阿茲特克王國、印加王國的版圖

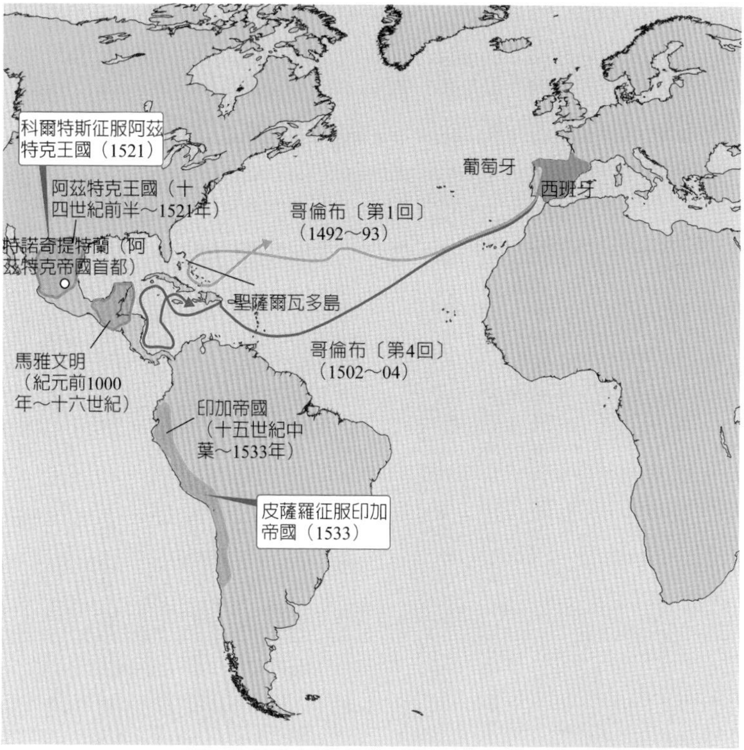

圖為阿茲特克王國與印加王國的位置。兩國都誇躍其在美洲大陸擁有強大的勢力，也終不敵天花的猛攻，盡皆滅亡。

他們以將活人的心臟掏出，舉行祭祀神明的宗教儀式。然而經過傳染病肆虐之後，他們對神的力量開始懷疑。結果，就變成「西班牙的神明比較優越」，進而信仰轉變爲基督教徒。而以天花爲首的傳染流行病，殺氣騰騰地跨越大海而來，奪走無數原住民生命，是十分明確的事實；但也正因爲如此，傳染病成爲改寫歷史的重要角色，這也是不爭的事實。

十六世紀

突然出現在歐洲的梅毒因大航海時代來到日本

哥倫布帶回的可能性極高

梅毒是以螺旋體科的「梅毒病原」細菌爲病原體的性病，約在一四九三年時，突然出現於歐洲。它的傳染源頭至今依然無法確定，但根據「在美洲大陸所發現的原住民人骨中，已確認有梅毒病變的痕跡」、「在歐洲發現梅毒的時間，正好是哥倫布首次從新大陸返回的一四九三年」等記錄，因而推測一四九二年到達新大陸的哥倫布船隊的船員，與原住民女性接觸後，感染當地風土病（地方病）梅毒並帶回歐洲的這一種說法，一般認爲最有可能成立。

因西班牙與新大陸間來往頻繁，隨著乘船者激增，梅毒便急速地在西班牙蔓延開來。因長

途航行而疲憊不堪的乘船人們，一回國後便直接奔向妓院，無形中將梅毒傳染給妓女，妓女再將梅毒傳染給乘船者以外的嫖客，嫖客再傳染給其他的女性……。梅毒就是以這樣連鎖的方式快速擴散蔓延。另外，由新大陸返國的船員中，也有拿到報酬後便辭去辛苦的船務工作，並為了尋找下一個工作而輾轉至歐洲各地，這類人也不在少數。如此一來，梅毒便遍布歐洲。

梅毒因文藝復興與義大利戰爭而擴大

梅毒原本呈現點狀的分布，但因風起雲湧的文藝復興運動的推波助瀾下，而蔓延至歐洲全境。文藝復興運動最明顯的表現在於讓人「揚棄僵化的中世紀價值觀，實現人間性解放」。十四世紀時，梅毒在義大利各個都市開始擴散；十六世紀時，便遍及全歐洲。

文藝復興正是確保個人自由、蓬勃發展學術與藝術等，並確立近代文學基礎的時期。人性的解放即是性的解放，人們謳歌自由的性生活，社會對「性」完全沒有規範，人們簡直把性行為當成家常便飯一般，甚至連受「性交等於犯罪」所規範的聖職人員，也肆無忌憚地出入妓院。修道院的修女，無償地進行性的奉獻；而市井中的買春交易，甚至被認為是為了抑制犯罪而進行的壓力解放。如此奔放的文藝復興風氣，成為梅毒感染擴大的背景。

更有甚者，以義大利半島的米蘭與拿坡里對立而發起的戰爭，演變成捲入法蘭西王國、神

聖羅馬帝國、羅馬教會、義大利諸國的大戰爭，以致因人群的大規模遷徙而加速梅毒的傳染擴大。戰爭從一四九四年開始，至一五五九年爲止，其間夾著數次停戰外，一直斷斷續續地進行著。戰爭成爲梅毒擴散的主要原因是，多數士兵與妓女有性接觸的關係。尤其是當時的法軍是來自瑞士、荷蘭等各國混合的傭兵部隊，一旦停戰的話，他們就回到各自的母國。這些傭兵理所當然不用說，一回到家鄉便散播梅毒。不久後，歐洲人便了解梅毒發病肇因於性接觸傳染，這使得文藝復興時期奔放的性文化蒙上陰影。之後，以基督教爲中心，將性視爲禁忌的文化便急速地傳開。

由於哥倫布發現新大陸導致豐臣家滅亡？

梅毒順著大航海時代的氣勢擴展至東洋世界，並經由南蠻貿易，於一五一二年到達極東的日本列島。哥倫布到達新大陸的時間爲一四九二年，僅二十年間便繞行地球三分之二的區域。日本正值戰國時代，各地群雄相互火拼，梅毒便趁著混亂瞬間攻陷日本列島。

被認爲染上梅毒的戰國武將不在少數。加藤清正、大谷吉繼、黑田官兵衛、結城秀康、前田利長……。其中，加藤清正爲豐臣秀吉指定的顧命大臣，在秀吉死後，於豐臣家與德川家之間負責協調制衡。如果他不因梅毒而猝死的話，豐臣家的命運應該會不一樣吧！哥倫布發現新大陸與日本慶長二十年（一六一五年）豐臣家滅亡的時間點一致，這告訴我們：因大航海時代來臨，世界已進入「連動的世紀」。

1665年至1666年

襲擊十七世紀倫敦的鼠疫禍害和傳達笛福的「鼠疫」騷動

初期疫情處理延遲　一週內七千一百六十五人死亡

一六六五年至翌年，英國首都倫敦發生大規模鼠疫流行。鼠疫是以鼠疫病菌爲病原體的急性細菌感染症，它原本是亞洲地域的風土病（地方病），然而因爲東西方貿易交流，或軍事行動等因素，頻繁的大規模且長期性的人群移動，導致鼠疫遠播至歐亞大陸，引起大規模的傳染病流行。

十七世紀中期所發生的這場傳染病大流行，被稱爲「倫敦大鼠疫」。最初的兩位死者，年初時在倫敦牆（留存到十八世紀古羅馬城牆的遺跡）外側被發現。若是在此時間點進行徹底的

隔離，即可控制疫情，但當局卻對此事輕忽怠慢；加上當地的人們恐懼鼠疫傳染，便紛紛住人口密集的倫敦市中心移動，因此，短時間內疫情便隨人群蔓延至整個倫敦。進入夏季時，死亡人數一路攀升，九月一週內就出現七千一百六十五人死亡。不僅是宮廷人員、法界人士，連掌權者、富裕人家也競相逃出倫敦去避難。當時，只有倫敦市長坐鎮市內，爲阻止疫情擴散而奔走。

公開發表的死亡人數爲六萬八千五百九十六人

最初，政府提供患者餐飲，但禁止其外出。由於常在人跡罕至的巷弄內，不斷地有人倒臥死亡；加上某些房內飄來無名屍的惡臭，若任由屍體棄置不顧的話，則會導致別種傳染病的發生。於是政府以簽約付費方式組織尋找屍體的「搜索隊」，搜索隊找到屍體堆放貨車內，直到夜間再運到倫敦牆外側掩埋。入秋之後，鼠疫疫情已有減緩，然而路上卻不見人影，只看到許多染疫的貧困者在路上痛苦呻吟著的慘狀。

此次鼠疫大流行終結的時間是在一六六六年之後。官方公布的死亡人數爲六萬八千五百九十六人，但實際推估有十萬人以上犧牲。

話說，艾薩克・牛頓也是倫敦大鼠疫時期的人。當時，牛頓是劍橋牛津大學的學生，由於

鼠疫之禍導致大學停課，牛頓便回到家鄉。沒有了大學繁瑣的雜事，牛頓在故鄉就用心鑽研物理學，並發現了「萬有引力」、「微積分」的基礎概念。因此，他在此期間所創造的偉大成果，又被稱爲「創造性的休暇」。

多數人失去關鍵時機

《魯賓遜飄流記》的作者丹尼爾．笛福也經歷過倫敦大鼠疫時期。他當時正住在倫敦，陷入鼠疫重災區的漩渦中，鼠疫的記錄即是此時寫下的。從中央公論新社出版的《魯賓遜飄流記》（平井正聰譯）的書中，我提出三個問題點與讀者分享：

自己在不知不覺中受到感染，此病經由這些不知自己確診的人蔓延開來，而這些人完全不知傳染病是哪一個人傳染過來的？自己又傳染給誰了？

一提到這個傳染病，當本人都覺得：「沒問題、沒問題！」時，此病已悄然襲上身。病菌會潛伏好幾天，並且在人群中不斷地傳播。傳染病就是這種令人恐懼的燙手山芋。

的確，幾百戶、幾千戶的市民，因爲此次瘟疫而逃之夭夭，但多數人已錯過防疫的關鍵時機。而且，許多人不光是在出逃途中病倒，且在落腳處傳播疫病，在尋找安全地方的途中也將傳染病傳給周圍的人們。

閱讀此書後，可獲知：不論東西方的人們，面臨傳染病大流行時，人們所採取的行動大致相同。除此之外，書中也談及治安的惡化、謠言的傳播、誹謗中傷的增加等。在大流行時，人心與社會的動向，經由平淡且眞實的筆觸傳達到現代。面對今後預防未知的傳染病，我們可以預測：「人們與社會將會如何因應流行病。」以這樣的思維來看，這本書可說是具有教育涵義的吧！

十八世紀

因產業革命造成的惡劣勞動環境，成為結核病大流行的主要原因

十八世紀中葉開始的產業革命

人類長久以來，藉助人、家畜、風、水等自然力量爲動力，推動著經濟活動。然而十八世紀中葉開始至十九世紀中期，歐美世界的現狀發生變化。由機械發出的動力逐漸被應用於經濟活動中。因爲以工廠模式的機械工業廣泛地運作，讓經濟狀態及社會結構發生徹底的翻轉，人們生活情況爲之一變。世界史將此一驟變稱之爲「產業革命」。

產業革命始於英國。一七〇五年，紐科門發明藉由蒸氣產生動力的蒸氣機。這個機器當時只應用於礦坑，然而在一七六九年瓦特加以改良後，於一七八〇年代開始便應用於各種工業生

產。

在蒸氣機發展運用的同時，在主力產業——棉織工業上又發明了珍妮紡織機、水力紡織機、馬力紡織機、繆爾紡織機等各類紡織機工具。以前人們是依靠人、馬、水力產生動力，然而機械化後，使生產量大幅提升，這是劃時代的進步。到了一七八九年，紡織業開始以蒸氣機爲動力。因爲機械化的動力，大幅提高了生產效率，大量工廠也應運而生，工業都市逐漸形成。這種以紡織工業開始的產業革命，不久後遍及諸多產業。由於工業化的提升，各地的都市工業化頗具成效，大量的人口便湧入都市，開始在工廠工作。

因急增的人口造成環境惡化

與產業革命進展的同時，侵蝕英國人們的疾病便是結核病。結核病是由結核病菌引起的傳染病，在古代埃及的古王國時代（西元前二七〇〇年至西元前二二〇〇年）出土的木乃伊中就發現此病變，是有悠久歷史的疾病。結核菌在「衛生不良的環境」、「免疫力下降」、「密閉空間內，有重度染病者呼出病菌」等條件下受到感染。如果這些條件同時疊加則傳染力驟然升高，且會發生群聚傳染。在產業迅速發展下的英國，結核病之所以能大開殺戒，正是因爲這些條件已具足。

首先的問題是勞動環境。勞工因謀生被迫接受低工資，多數勞工是童工或是女性，他們被迫在不衛生且空氣不流通的工廠內從事嚴苛的勞動。他們所住的長條屋，白天時也是處於昏暗、通風不良的狀態。而都市的衛生狀況也是極端惡劣，即使首都倫敦，下水道系統也發揮不了應有的功能，污穢物、垃圾等散亂其中，那郊外的工廠更是可想而知。

有此一說：產業革命是始於一七三三年，而約翰・凱伊所發明的飛梭（滑輪梭子），這個飛梭無意中加速了結核病的流行。飛梭是應用在動力紡織機上的裝置，紡織工人在使用它時，會含在嘴裡，而其他的紡織工人也輪番使用，因而結核病在勞工之間廣為傳播。

傳染病促使勞動環境的改善與勞工權利的保護

產業革命的崛起，成為結核病大流行的主因，並痛苦折磨了當時的英國人民。但產業革命並非只有帶來悲劇，在這之前，女性或童工在家中從事繁瑣沉重的勞務，在掌權者是丈夫或父親的絕對權威下，他們的一切權利都未能得到相對應的認同。但隨著產業革命的蓬勃發展，工廠制度普及化，女性和童工成為寶貴的勞動力，即使微不足道的工作，也會明確地以工資酬勞的方式論斷其價值。因此，產業革命無形中提升了家庭中女性和童工的地位。

另外，過度勞動與結核病的流行，也促使勞動環境的改善，以及勞工權利保護觀點的認

知，這樣的趨勢讓政府於一八三三年制定規範童工就業與勞工工時的「工廠法」，而且，提升工業都市的衛生環境也成爲民間的共識，於一八四八年中央成立健保總局。產業革命雖誘發了結核病大流行，但同時也提升了英國勞動者人權與衛生問題等的進步，這一點可說帶來了「正向」的效果。

1812年

拿破崙遠征俄羅斯失敗，主因為「斑疹傷寒」

予以英國致命的大陸封鎖

自古以來，軍事行動不僅殘酷，且伴隨著衛生不良的問題，因此便成了傳染病流行的媒介。死於傳染病的人往往超過戰死的人，其中一例便是法國皇帝拿破崙・波拿巴的俄羅斯遠征。

拿破崙於一八〇六年，爲了封鎖英國而發布了「大陸封鎖令」，禁止歐洲大陸諸國與英國貿易、通訊。雖然大陸諸國被迫屈服於拿破崙的威勢，但於一八一二年，俄羅斯又與英國開始貿易。起因於俄羅斯對拿破崙提高了警戒心，且因穀物停滯無法輸出，致使俄羅斯的農業經營

陷入危機。

拿破崙對此事大發雷霆，決定進行具有懲罰意味的遠征。他集結來自各地的六十萬大軍，於同年夏天開始進攻俄羅斯，九月中，便佔領首都莫斯科。但此時，拿破崙的軍中卻發生了斑疹傷寒的流行。

偏好寒冷氣候的體蝨爲其媒介

斑疹傷寒是以「斑疹傷寒立克次氏體」爲病原體的傳染病。這種細菌以寄生於衣服上的體蝨爲媒介，即使在它吸血前將其擊斃，也無法避免細菌附著於身上。此外，蝨子的糞便中也含有細菌，一旦附著就無法避免病原體入侵身體。

如同我們所了解，斑疹傷寒有「監獄熱」、「看守所熱」、「戰爭熱」等多種稱呼，它是在惡劣的衛生條件下才會發生的。遠征俄羅斯的拿破崙軍隊中便處於此惡劣的環境。當時俄羅斯軍隊被迫暫時放棄首都莫斯科，並將所有的建築物燒光，徹底地破壞一切，包括住宿場所及生活上所需的物質。

此時，俄國的「寒冬將軍」降臨。蝨子會在人多且不衛生的場所擴散，尤其是體蝨，偏好人們穿厚重衣服的寒冬氣候。寒冬來臨的俄羅斯成爲體蝨大量繁殖的絕佳環境。

拿破崙從莫斯科撤退一役，是世界軍事史上廣爲流傳的悲慘事件。因爲窮追不捨的俄羅斯哥薩克騎兵、以及未曾經歷的酷寒、加上斑疹傷寒的傳染災情……，相較於與俄羅斯戰鬥致死的陣亡者十萬人，因凍死或病死等犧牲者，竟高達近二十二萬人。拿破崙皇帝爲了重新編制軍隊，便拋棄盟軍，匆忙地撤回法國境內。這種被視爲背信的任意行動，與法國結爲軍事同盟的歐洲君主們，對拿破崙感到絕望而紛紛離去；同時，普魯士王國、奧地利、瑞典分別與俄羅斯軍事結盟；之後，英國也加入，形成反法大同盟。

於傳染病之前　拿破崙軍敗退

一八一三年十月，在德國的萊比錫，新的反法同盟軍與拿破崙軍發生激戰。此戰役中，新同盟軍完全戰勝拿破崙軍。拿破崙軍雖極力抗戰，但還是於一八一四年四月投降。他之後被強制隱居於地中海上的厄爾巴島。拿破崙引退後，便以奧地利維也納爲政治舞臺，召開戰後秩序重建的「維也納會議」，但因各國利益衝突而導致大混亂，拿破崙趁機逃出厄爾巴島，回歸巴黎後，再就帝位。

因此，諸國又形成第七次反法大同盟與拿破崙對峙。新同盟軍與拿破崙於一八一五年，在比利時首都布魯塞爾的北邊發生激戰，後世稱爲「滑鐵盧戰役」。此役中，拿破崙被英國的威

靈頓、普魯士王國的布呂歇爾兩位將軍打敗。投降後的拿破崙被流放於大西洋上的聖赫勒拿孤島，至一八二一年時壽終於此。

由於俄羅斯採取焦土戰術，導致遠征的拿破崙軍隊被迫在空曠的莫斯科過著不衛生的生活，加上俄羅斯寒冬降臨，斑疹傷寒的體蝨大量繁殖，強悍的拿破崙軍隊，在看不見的病原體面前變得毫無招架之力。

霍亂 cholera

病 原 體：霍亂菌

感染途徑：飲用帶有霍亂菌的水或食物而感染。另外，接觸了霍亂患者的腹瀉糞便，也會引起感染。

症　　狀：數升至數十升的液體糞便，不斷排泄及激烈嘔吐，因而引起明顯的脫水症狀。

印亞大陸風土病——霍亂，世界性流行時間是在十八世紀末期，在英國殖民時期進入印度，英軍士兵多數為此喪命。世界性流行是自一八一七年開始，斷斷續續地發生，流行的次數共計七次。一八二六年的第二次大流行時，讓聚於聖地麥加的伊斯蘭教徒一萬二千人殞命。一八三一年時，席捲歐洲，之後又遠達美洲大陸南北方。一八四〇年第三次大流行，傳入了幕末的日本。結果，據說僅江戶（現在的東京）一地，就蹂躪了十萬名死者。

發現霍亂菌時間是一八八三年，德國人細菌學者——羅伯．柯霍，因為鎖定病原體與傳染途徑，飛躍式完成了治療與預防方法。

十九世紀初至後半

拉丁美洲諸國的獨立與黃熱病，是巴拿馬運河開通的重要課題

列強從非洲帶來的病毒

日幣一千元紙鈔的肖像人物野口英世[1]，他於一九二八年時，在非洲的迦納，因染上黃熱病而過世。黃熱病毒以棲息熱帶的蚊子爲媒介，其症狀爲：突然發燒、頭痛、嘔吐、畏寒等。該疾病會使內臟機能下降，進而導致黃疸出現，故名黃熱病。在西班牙，由於嘔吐物會變質爲

1 編註：野口英世（一八七六年十一月九日至一九二八年五月二十一日），日本醫生、細菌學家、基督徒。他對細菌學有極深入的研究，並到西非生活，為了研究黃熱病，後又因感染黃熱病而不幸去世。為紀念其貢獻，二〇〇四年十一月以後，日本即在改版的千元日圓紙鈔上印上他的肖像。

黑色，所以又稱爲「黑色的嘔吐」。

因爲西歐列強的殖民地政策與奴隸貿易的緣故，黃熱病與瘧疾、登革熱等疾病同樣被認爲是由非洲帶進美洲大陸。因爲需要奴隸的歐洲人從非洲帶進來的傳染病，卻引發無免疫力的美洲原住民大量過世。

成爲新的勞動力而被投入於美洲南北方的奴隸，擴大了黃熱病的傳染。特別是被認爲與發源地處於同緯度的熱帶氣候中南美洲，黃熱病更是大殺四方。

一六四七年於巴巴托斯共和國，出現五千人死亡，黃熱病也在古巴與墨西哥東南的猶加敦半島流行。據說一七九三年，在美國費城當地約五千人逝世，約當地百分之十的住民。一八五三年，在新奧爾良，約有九千人過世。

海地獨立的原動力　說是武器　不如說是疾病

十九世紀初，中美洲成爲法國、西班牙等國的殖民地，多數的黑人被迫在砂糖農園等地從事高強度的勞力工作。當時的海地被稱爲法屬聖多明哥，因法國革命而使獨立的氣勢上升。雖然已宣布了奴隸解放，但是之後握有實權的拿破崙，又再度將海地殖民化，同時相鄰的西班牙殖民地多明尼加也加入。由於黑人奴隸的叛亂，逐漸發展成大規模的獨立戰爭。

不過，眞正讓法軍困擾的不是黑人叛軍而是黃熱病。事實上，三萬三千多人的士兵感染了黃熱病等的發燒病。其中半數以上的人過世，使法軍處於毀滅狀態。法軍司令官查爾斯・勒克萊爾也因罹患黃熱病離世；擁有多數奴隸的白人農主們，也因恐懼黃熱病而返回法國。於是一八〇四年，海地巧妙地完成獨立，成爲中南美洲各國獨立的象徵。

從海地敗退下來的法國，爲了研究黃熱病，提倡帝國醫療、發展殖民地的醫學等。不過，在黃熱病謎底尚未解開之際，十九世紀後半的巴拿馬運河開通工程，也因黃熱病與瘧疾而不得不放棄。

爲開通巴拿馬運河徹底滅蚊

取代法國而將勢力擴張至中美洲的國家是美國。一八九八年，爲了爭奪古巴的歸屬，發生了美國與西班牙的戰爭。美國在這場戰爭中獲勝，奪得加勒比海地域的控制權，正式進入列強的行列。不過，相較於美軍在此戰役中戰死的三百人而言，因黃熱病致死的人卻達到三千人。

於是，美國組織了以陸軍軍醫添爾特・里德爲委員長的黃熱病委員會。一九〇〇年，委員會明確表示：黃熱病是以蚊子爲媒介的傳染病。這個說法與一八八一年的古巴醫師卡洛斯・芬萊的主張一致。

拉丁美洲諸國的獨立

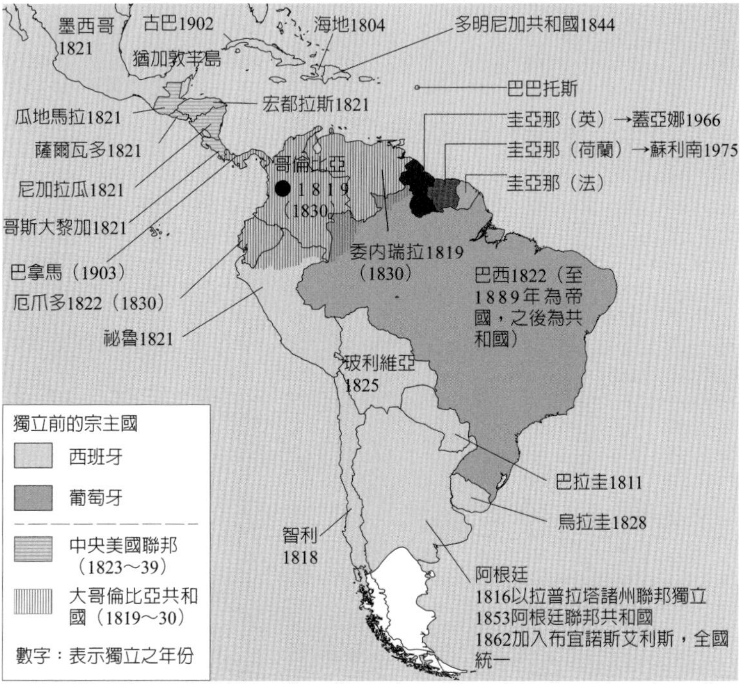

1804年，因史上首次的「海地革命」而誕生的海地共和國，對於依然維持黑人奴隸制度的美利堅合眾國、巴西等國而言，造成了極大的衝擊。

依據這個結論，一九〇三年，掌握巴拿馬運河後的美國，進行噴灑殺蟲劑、裝置紗門、排水工程等措施來徹底滅蚊。由於這項滅蚊作戰，病患因而減少，確保了巴拿馬運河建設的勞動力，進而順利完成工程。

一九一四年，隨著巴拿馬運河的開通，之前未發生黃熱病的太平洋岸或亞洲這一邊，其感染的危險性也隨之升高。於是，美國洛克斐勒財團成立了黃熱病研究所，野口英世即是該研究所的成員之一。在此研究過程中，以野口英世爲首，許多研究員陸續因黃熱病而病倒。不過，研究工作依然持續進行，終於在一九三七年，黃熱病疫苗由馬克斯・泰勒研發完成，泰勒也因此功績獲得諾貝爾醫學獎。

十九世紀初

英國殖民地印度發生的霍亂傳染病，擴大至全世界

恆河畔發生的怪病

十七世紀以後，英國開始殖民北美，逐步將勢力擴張至亞洲，隨後控制了印度。一七七六年，美國獨立後，印度成為英國最大的殖民地，其重要性也隨之升高。印度是貿易的要衝，同時也是進出東南亞、東亞的轉運站。當時，襲擊印度的正是霍亂大流行。

霍亂是由存在於污水、食物中的霍亂菌所引起，症狀為不斷地腹瀉、嘔吐等，有時會因急速的脫水症狀而致死。一般認為源頭是恆河三角洲地帶上的巽德班大森林。

在古代印度文書中，就有類似霍亂疫病的記載。十六世紀時，以印度為據點的葡萄牙的記

錄中，也記載著類似霍亂、如謎樣般的疾病。不過，之前疾病的流行是有侷限的，僅限於因宗教巡禮來到恆河流域的印度教徒，帶回當地的疾病而已。

埃及一日內　死亡三萬三千人

一八一七年八月，英國政府收到來自印度「惡劣的疾病」的報告。人們由於突發的嘔吐及腹瀉而變得衰弱，一日內二十至三十人往生，之後數週內一萬人喪命。不久，此病蔓延到印度各地，也擴散到尼泊爾、阿富汗、泰國、緬甸、日本等地；此外，也傳播至伊朗、伊拉克等中東地區。

一八二六年，又在恆河三角洲地帶的孟加拉發生大規模的流行。此次第二次流行的感染地域比前一次更為廣大。

光是在埃及的開羅與亞歷山大港，就有在二十四小時內三萬三千人死亡的記錄。約在一八三一年時，霍亂遠傳至俄羅斯的莫斯科，引發了大流行。位於裏海北方國際性貿易都市阿斯特拉罕，因為遭到霍亂肆虐而幾乎毀滅。

接著，霍亂入侵歐洲，擴大至波蘭、保加利亞、拉脫維亞、德國，至一八三一年秋天，連英格蘭的港灣都市薩德蘭也不能倖免。僅在五年內，霍亂就自印度擴散至英國。而且，翌年

時，霍亂由英國橫渡愛爾蘭，經由移居加拿大的愛爾蘭人也登陸美洲大陸，然後再由加拿大傳入美利堅合眾國，再南下至墨西哥，最後殃及全世界。之後，霍亂於十九至二十世紀初期間，又引發了七次世界性傳染病大流行。

感染擴大的原因是殖民地貿易與戰爭

霍亂擴散至全世界的原因之一，即是列強在世界各地的殖民貿易。印度除了英國以外，尚有荷蘭、法國等勢力進入。不只透過英國船，感染霍亂的貿易船船員停泊至每個港口後，無意中便將霍亂病菌傳播出去。

因貿易造成傳染病流行的影響，在伊斯蘭地區尤其嚴重。伊斯蘭教徒依慣例會前往聖地麥加及麥地那巡禮朝聖。然而，麥加若是有霍亂肆虐，朝聖後就會帶回霍亂病菌，與印度教徒朝聖時遭受感染的模式相同，伊斯蘭信眾沿著波斯灣開始群聚感染，甚至往西邊的摩洛哥傳播擴散。從一八三一年開始，一直到霍亂疫情減緩的二十世紀初爲止，霍亂以平均兩年一次的頻率流竄。在中東，這情況至少發生了四十次。

此外，英國也入侵內陸的尼泊爾、阿富汗等國。於是，感染霍亂的英軍士兵，也使敵軍感染擴大。同一時期，俄羅斯也染指地中海並與奧斯曼帝國發生戰爭，如此，俄羅斯士兵便將中

東流行的霍亂菌帶回莫斯科。之後，俄羅斯又派兵至波蘭，使霍亂順勢傳入歐洲。

再者，十九世紀也是蒸氣火車、蒸氣船等的活躍時期。可想而知，日益發達的交通網路促使人或貨物能大量運送，且運送的更快速，但同時也使傳染病以全球性的規模急速拓展。新型冠狀病毒流行之前的日本，豬的霍亂成爲話題。因爲不會傳染給人類，所以改名爲「豬瘟」[2]。然而，「霍亂等於恐怖的傳染病」這印象，至今依然是根深蒂固的。

2 編註：豬瘟，是豬所感染的一種由病毒引起的高度傳染病，感染此病的病豬會有發燒、厭食、腹瀉、死亡等症狀，至今已成為世界動物衛生組織所列的法定傳染病之一。

十九世紀中葉

倫敦爆發霍亂大流行，起死回生的傳染地圖與顯微鏡

一八三二年發生的疫情使英國十四萬人死亡

由印度蔓延過來的霍亂，傳到英國後，迅速在倫敦發生大流行。十七世紀為鼠疫、十八世紀為結核病所苦的歐洲，又再度面臨傳染病的威脅。

英國最初的霍亂發生於一八三二年，瞬間便擴散至全國，高達十四萬人死亡。一八四八年再次捲土重來，造成一萬四千人死亡。法國巴黎也死了二萬人，全國更高達十萬人犧牲。那時的歐洲全境幾乎無一倖免。現今的霍亂致死率約百分之十左右，但在當時，確診者高達半數會死亡，是令人膽顫心驚的疾病。

各國開始致力於推動對霍亂的研究。然而當時的歐洲認爲霍亂的原因爲瘴氣。所謂的瘴氣，是被想像成：「引起疾病的某種空氣」，學者推測霍亂即空氣傳染所導致。那時的倫敦，因爲產業革命而人口激增，到十九世紀末時已成爲高達四百二十萬人的大都市。但另一方面，下水道、垃圾處理等公共衛生問題，卻跟不上都市化的進程。街道上充滿惡臭味，衛生環境髒亂不堪也是不爭的事實。

依據約翰・斯諾的傳染地圖　獲知傳染來源

當時認同霍亂是由空氣傳播造成的說法佔據多數，但對此產生質疑的人也不在少數。若是空氣傳染的話，應經常發生在衛生環境惡化的貧困地區才是，但實際上霍亂的擴散區域是不論貧富的。此外，在某個地區發生了數百人確診，而數日後，也在完全不同的地區發生同樣情況。由以上的情況顯示：霍亂若是經由空氣傳染的話，有很多疑點是解釋不通的。

解開霍亂疾病發生之謎的人，便是在倫敦從事醫師工作的約翰・斯諾。斯諾調查群聚感染區域，於一八五四年做成傳染地圖。以此圖爲基礎發現：以泰晤士河爲水源的人，確診者居多數；進而又發現死者集中於布羅德街，因而追查到霍亂感染的源頭在布羅德街的某個抽水井。

當時倫敦的下水道污水，未經處理便流入泰晤士河中；且未經過濾處理，又成爲市民的飲

用水；而確診者的排泄物也是經由下水道排入泰晤士河。由此可知，污水中夾有的霍亂病菌與確診者的增加是有關聯的。

霍亂的感染源為飲用水，這件事是劃時代的發現。藉由斯諾所製作的傳染地圖，明確指出傳染病擴大的途徑，因而追查出群聚感染發生的源頭，此方法至今依然沿用。由於斯諾發現霍亂起因，促成政府加強對下水道污水進行整治處理，城市街道的衛生環境陸續改善。可以說，斯諾因此建構了防疫學的基礎。

顯微鏡的研發　讓霍亂菌現身

因為斯諾的調查，才得知霍亂是水污染造成的。然而在醫學的世界裡，要認清病原體尚需要時間。主張霍亂的出現是由瘴氣造成的醫師仍居多數。市民依然相信：「睡覺時，寢室的門要打開」、「不要吃生菜、沙拉醬等」、「香菸、大麻等有效」，這些毫無根據、奇怪的預防方法。

直到顯微鏡的研發才打破這樣的困境。顯微鏡發明於十六世紀末期，對於微生物的發現頗有助益。不過，當時顯微鏡被當成稀有的道具，僅是貴族、富裕人家的趣味玩物而已。之後經過一再改良的顯微鏡，呈現出高倍率的效果，並於十九世紀後半，逐漸廣泛用於醫學、生物學

等領域。

使用顯微鏡研究細菌而頗有成效的人，有法國的路易・巴斯德，他成爲發現炭疽菌的先鋒。一八七六年，德國醫師羅伯・柯霍對炭疽菌的進化發現也有貢獻。後來柯霍於一八八二年又發現了結核菌。

次年，一八八三年，柯霍終於在印度發現了霍亂菌。霍亂的原因眞相大白後，在大都市流行的傳染病急驟減少。霍亂至今雖也常發生，然而只要注意衛生方面的問題，便無需恐懼擔憂。

1845年至1849年

造成愛爾蘭人口銳減的馬鈴薯饑饉與結核病的關係

至十九世紀「白色黑死病」依然健在

十八世紀的結核病似乎已經沉寂無聲，但其恐怖肆虐尚未結束。進入十九世紀後，比先前更大規模的流行不斷重複發生。十七至十九世紀的歐洲、北美的死者之中，據說有百分之二十是結核病造成的。

產業革命以後，以英國爲首，在各國的主要都市中，工業化的規模持續擴大；由於蒸氣機的發達，對煤炭的需求也大幅提高，使得在礦場的勞工被迫長時間於惡劣的環境中工作，以致結核病蔓延擴散。而且，使用煤炭的都市區工廠也排放大量煤煙。總之，都市區人口激增，勞

工被置於嚴苛的工作場所，狹窄的住處、工廠排放的廢煙、未整治的上下水道、糧食不足造成的饑饉等，這些問題加在一起，使工廠成為結核病的溫床。

因一八四五年開始的大饑饉人口僅剩下八分之一

在產業革命的衝擊下，未被淘汰、殘存下來的國家，就是英格蘭鄰國愛爾蘭。從十二世紀開始，一直處於英國管轄的愛爾蘭，由於工業化落後，農業成為主要產業。但是，農作物的收成大部分都被英國收走，被迫過著艱苦的生活。

在此困境下，拯救愛爾蘭人民的希望是馬鈴薯。愛爾蘭佃農的主要農作物是小麥，但大多數的收成都被地主奪走，因此，佃農只能在剩餘不多的土地裡種馬鈴薯填飽肚子。

馬鈴薯為哥倫布所發現，再由中美洲帶回。當時有迷信說：「吃了會得霍亂！」所以，人們不太食用。但馬鈴薯營養價值高，在寒冷地區也可播種收成，在小範圍內也可有頗高的收穫量，對貧困農家而言，馬鈴薯是上蒼恩賜的糧食。不只是愛爾蘭，即使是現代歐洲諸國中，馬鈴薯的食物文化都已根深蒂固，就是上述原因所導致。

由於馬鈴薯的普及，農民的食物來源獲得穩定。十八世紀時，有三百五十萬人口的愛爾蘭，到了一八四〇年時，已增加至八百萬人。不過，一八四五年開始至一八四九年間，在歐洲

全境內，發生了因黴菌感染產生的馬鈴薯疫病。此病的病原菌孢子會使葉子變色，甚至會擴散至根部，雖然不會傳給人，但病變致使枯掉的莖、葉等腐爛，甚至影響農地的耕作。馬鈴薯是將前一年收穫的果實轉成種薯栽培的。一般認爲：馬鈴薯病變是因進口的馬鈴薯種薯中附著的病菌所導致。而同一品種持續栽種，也會弱化病菌的抵抗力。

再者又因天候不順釀成大凶年。英國貴族的農場主人，儘管愛爾蘭已發生嚴重的糧食不足，依然強行將愛爾蘭的農作物運往英國，幾乎不留給愛爾蘭糧食。據說因爲大饑荒的緣故，喪命的愛爾蘭人多達一百萬。在承受如此巨大打擊之後，即使到了二十世紀，愛爾蘭的人口依舊無法恢復。英國如此無情的做法，在愛爾蘭人民的心中留下不可抹滅的恨意，這也是導致日後愛爾蘭獨立運動的主要原因。

傳染病逃往國外 波及新大陸

受到植物疫病影響而陷入嚴重饑荒危機的愛爾蘭，爲了追求新出路，人們移民至美國、加拿大、澳州等地，確切人數不得而知。但在十九世紀，愛爾蘭有近半數的人口——四百萬以上移民至美國。

不過，搭載著營養不良移民的船中，衛生環境惡劣，疫病也在航海中蔓延著。特別是感染

結核病的人很多，也造成結核病在美國大流行。不僅是結核病，同樣也帶進了霍亂、麻疹、傷寒等傳染病，這群移民成爲帶進疫病的元兇，因此，受到當地人極端的歧視，甚至發生排斥運動。

不過，愛爾蘭移民拼命地在新天地努力奮鬥，活躍於經濟界、政界。美國第三十五任總統傑克・甘迺迪、第四十任隆納・雷根、第四十二任比爾・柯林頓、第四十四任巴拉克・歐巴馬，這些總統皆是愛爾蘭移民的子孫。

十九世紀後半

幕府末期結核病也衝入邁向近代化的日本

襲擊開國後的高杉晉作、沖田總司等人的結核病

襲擊全世界的傳染病大流行，也波及到日本。不過，十七至十八世紀的江戶時代，由國外傳入的傳染病，尚未有大型的擴散現象。十九世紀時，由印度開始擴散的霍亂，也到達了日本。但實施鎖國的日本，與海外有接觸的港口，只侷限於以長崎爲首的幾個場所，因此即使有疫情，只要好好控管各地的關隘，即可控制疫病擴大。

不過，幕府末期後的日本，結核病就開始蔓延。結核病自古以來便存在日本，被稱爲勞咳。幕府末期勤王的志士們，在衛生不良且低營養的生活環境裡，爲了志向理想，必須一邊與

結核病作戰，一邊為主上奮戰。

討伐幕府的發起者長州藩——高杉晉作，與幕府作戰時，率領奇兵隊（非正規軍）戰鬥，卻感染了結核病，僅二十七歲便英年早逝。完成維新運動，成為明治政府棟樑的木戶孝允（桂小五郎）、從坂本龍馬的海援隊變成外務大臣的陸奧宗光也罹患結核病。在幕府，新選組的沖田總司頗具名氣，以俊美的天才劍士之姿出現，但也罹患結核病。

因明治時期近代化而受害的女工與軍人

進入明治時期後，因為振興產業與富國強兵政策的推行，於是工業化加速向前推進。與產業革命的歐洲相同，結核病也如影隨形跟著，而在日本形成結核病的溫床是紡織業與軍隊。

明治時期的日本，主要產業為養蠶與生絲的輸出。成為世界遺產的官營組織——富岡製絲廠是眾所周知的。不過，在民間的紡織工廠中，聚集著由農村來的少女們，領著低工資且被迫於日夜兩班輪換的嚴酷勞動環境中工作。伙食得不到滿足，宿舍內擠入大量的女工，身心受到摧殘，據說大多數的人，在兩年內就會感染結核病。

據傳當時的紡織工廠勞工有八十萬人，其中就有五十萬人是女工，一旦生病，即被解雇。據說歸鄉後，離世的女工中，超過七成的人是因感染結核病所導致。在一九一一年，工廠法完

成之前，將近四十年內，無數年僅十幾歲少女們被壓榨勞力，健康持續受到威脅。那種嚴酷的慘狀，後來於細井和喜藏所著《女工哀史》均有記載。

另一方面，在軍隊中，男性感染結核病的人數也升高。與女工們感染情況相同，集體生活的軍隊中，染病風險甚高，多數士兵都感染結核病，導致戰力下降；即使軍中進行徹底的結核病檢查，也無法完全防止疫病。

罹患結核病的女工與軍人便被遣返回鄉。如此一來，便導致結核病在偏遠農村散播擴大。

面對如此事態，有人想出對策，此人即是豐田汽車創始者豐田佐吉。他在當時開發了自動紡織機，由於佐吉的發明，女工使用紡織機上的線或是梭子時，再也不用將其含於嘴中，作業輕鬆，且可防止結核病口水病菌的傳遞。

因結核病而大放異彩的療養所文學

結核病也稱爲「國民病」，多數名人因此病而犧牲。作曲家瀧廉太郎在德國留學時發病，回國後，僅二十三歲便溘然長逝。據說由於他對結核病的偏見，他創作的音樂手稿也多數被燒毀。

同樣是留學德國的醫師兼作家森鷗外，十九歲時染上結核病，然而染病一事密而不宣。俳

人（詩人）正岡子規，因爲結核病不斷咳血，與鳴叫到吐血的小杜鵑鳥類似，所以子規這個雅名也是小杜鵑鳥的別名。

因爲結核病太過於普遍化，甚至因而產生如夢幻般的感覺，消瘦、臉色蒼白、溼潤的眼睛等症狀，讓人感到夢幻淒美。如同上述，結核病患者整體逐漸被描述成俊男美女，其中代表性人物爲沖田總司。

爲了治療結核病而選擇空氣清新的高原療養所，以此爲舞臺創作的悲戀故事，稱爲「療養所文學」。代表作品爲堀辰雄的《風起》；在海外則有湯瑪斯・曼的《魔山》等等。結核病雖然令人驚恐，但也促成這些文學作品的誕生。

十八世紀後半以後

開拓神祕的黑暗大陸，列強向非洲擴張勢力與殖民地醫學

李文斯頓橫越非洲大陸

大航海時代以後，以非洲為殖民地的西歐列強，其支配地域只限於沿海地區。面向地中海的北非即是如此。不過，對殖民者而言，非洲內陸尚有大片未涉入的蠻荒之地，未能進入的原因就是當地蔓延的傳染病。

十八世紀後半，即現今莫三比克的內陸至德拉戈灣（莫三比克海峽南部）的地域，威廉·波爾特探險隊帶領一百五十二人來此探險，卻有一百三十二人因感染傳染病而失去生命。另外，其他多數的探險隊也因當地的傳染病離世。進駐西非英軍的死亡率，每一千人中就高達四百人。

即使進入十九世紀，外界依然無法窺視了解非洲內部，故稱為「黑暗大陸」。而改變此狀況的人是蘇格蘭探險家——大衛・李文斯頓。李文斯頓是傳教士，屬於廢除奴隸制度派。於一八四一年被派遣至南非，一八四九年開始探險非洲南部深處。

之後，持續探險非洲的李文斯頓於一八七三年病逝於當地。不過，英國的亨利・史坦利繼承其遺志，最後探險足跡深入尼羅河源流處，使非洲內陸的情況逐漸為世人所知，而史坦利早已徹底探險至尼羅河源流處。

於赤道以南　大顯神威的「非洲昏睡病」

在非洲，使歐洲人聞之喪膽的傳染病有黃熱病、傷寒、赤痢等多種疾病，其中最大威脅的是瘧疾。不過，生物鹼的奎寧作為解藥開始普及化，使瘧疾逐漸被克服。

十九世紀後半流行的疾病是「非洲昏睡病」。此病是非洲原生采蠅為媒介的寄生蟲錐蟲所引起，所以又稱為非洲錐蟲症。初期症狀為：發燒、頭痛、關節痛等，而且隨著病情進展，睡眠週期會變得紊亂，不久後便陷入昏睡狀態而致死，故稱「昏睡病」。昏睡病分布於撒哈拉沙漠以南至喀拉哈里沙漠一帶，即非洲中部廣泛的地域，是自古以來就存在的風土病（地方病）。

非洲昏睡病不僅會傳染給人類，馬、牛等動物也不能倖免，因此歐洲帶進來的馬陸續地病倒。可以說，這也是探險隊難以深入非洲內部地區的原因之一。自一八九六年至一九〇六年爲止的十年間，因爲非洲昏睡病，烏干達有二十五萬人、剛果盆地有五十萬人都相繼病逝。

帝國醫療　殖民地醫學　對醫學發展的貢獻

雖然曝露在各種傳染病的危險之下，西歐列強依然未停止向非洲擴張勢力。由於李文斯頓、史坦利等人的探險，非洲內陸的情況明朗。在瘧疾已被奎寧驅逐的十九世紀，正是列強加速在非洲擴張勢力的時期。

一八三三年，英國立法廢止奴隸制度，非洲奴隸得以陸續解放。不過，非洲尙有鑽石、黃金、椰子油等，蘊藏著大量充沛且未開發的資源。

以英國、法國爲中心，列強勢力陸陸續續擴展至非洲。一八八四年於柏林召開會議，英國、法國、義大利、西班牙、葡萄牙、德國、比利時等七國決議瓜分非洲。世界地圖上，非洲各國國界大多是筆直的疆界線，就是因爲列強不考慮當地原住民的民族性、文化、地形等問題，隨意以經緯線切割的結果。

此外，歐洲各國也致力於殖民地的健康對策，減少因傳染病而造成犧牲者，這也是維持殖

民地運作的重要方針。這樣的醫療體系被稱爲「帝國醫療、殖民地醫學」。進入二十世紀之後的諾貝爾生理學、醫學獎得獎者，有不少是在非洲從事傳染病研究成果豐碩的人物。瘧疾治療藥的開發、非洲昏睡病原因的解答等，帝國醫學對傳染病的解謎及近代醫學的發展，確實是有莫大貢獻的。當然，不能因爲如此，就合理化列強瓜分殖民地的正當性。

非洲的殖民地圖

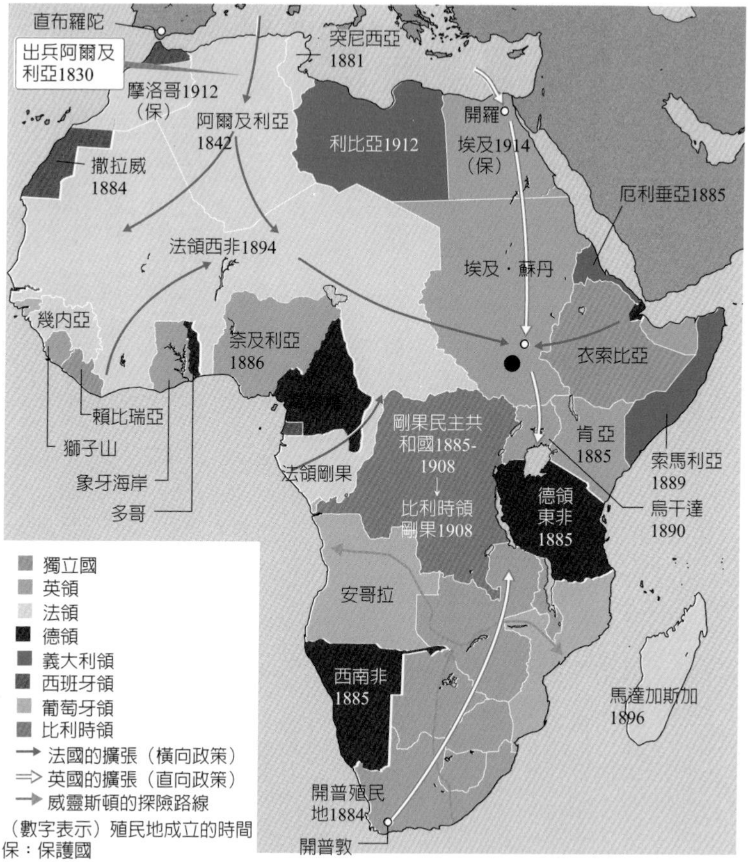

英國與法國為爭奪殖民地的競爭對手，此外，還有五個國家緊追其後。剛果則為比利時國王的私有地。

1894年

英屬香港鼠疫流行，國際調查團的派遣與進步的防疫對策

百分之九十五的確診者過世 令人驚異的致死率

鼠疫於七世紀消滅了隋朝；十四世紀、十七世紀使歐洲陷入恐慌，之後沉寂約一百年左右。話雖如此，但是鼠疫並非完全消失，有些區域至今依然受鼠疫之苦。據說是鼠疫的源頭——中國雲南省，鼠疫早已成爲當地的風土病（地方病、流行病）。一八五五年，發生軍隊的叛亂事件，政府軍爲鎮壓此叛亂，便派遣士兵至雲南。然而士兵中有幾人已感染鼠疫，之後返鄉將疫病帶回到中國各地；擴散至各地的鼠疫，也傳至英國屬地的香港，引發了大流行。

一八九四年五月，香港的太平山發生了鼠疫流行，一個月內四百五十人死亡。當時，

與中國大陸的陸地連接處的越境者甚多，所以鼠疫應該是從那裡傳過來的。香港政府採取將確診者隔離、確診者的屋內消毒等對策。然在一年內，依然有二千六百七十九人感染、二千五百五十二人病逝。幾乎是百分之九十五的致死率。

經由國際合作發現鼠疫菌

香港在一八四二年的《南京條約》中割讓英國。香港是由香港島與兩百多個小島、九龍半島南部等形成的，北邊與廣東省的深圳市連接。現今世人皆知香港是世界少數的人口密集都市，但當年香港只是人口約八千人居住的小漁村而已，到了一八六五年，已變成十二萬五千人居住的大都市。香港是東西貿易的重要港口，在英國管轄下迅速地蓬勃發展。

國際重要港口發生鼠疫，對深知鼠疫危害的歐洲帶來了衝擊。於是，各國專家立即組成醫師、專家團隊派往香港。由法國過來的有巴斯德研究所的亞歷山大・耶爾森；日本派來的則有北里柴三郎、青山胤通等六名醫師團；德國的巴斯德與柯霍是微生物學領域的競爭對手，而北里正是德國柯霍的弟子。

六月，進入香港的日本醫師團，以青山為首的三個人，於調查過程中不幸感染了鼠疫。但各調查隊仍緊密合作，盡力使香港鼠疫能在初期階段受到控制。

幸運的，在現場細心的調查下，北里與耶爾森終於成功發現了鼠疫病菌。北里先行發表成果，耶爾森的發表則在一週後。不過，藉由細菌染色，判定陰性或陽性的革蘭氏染色問題上，北里調查出革蘭氏陽性，而耶爾森為陰性。最後確定是耶爾森的報告是正確的，北里也承認自己的失誤。

由香港發源的世界性傳染病一發不可收拾

雖然已經發現鼠疫病菌，但香港的疫情並不容易掌控。因為香港是國際貿易都市，經常有海外的船隻出入；且香港在每年早春至夏季時，鼠疫會流行蔓延，所以也提高了疫病擴散至全世界的風險。

中國與印度的疫情災害嚴重擴大。一八九九年，由香港去夏威夷的船隻中，潛藏的老鼠將疫病傳播至夏威夷，疫病蔓延至歐胡島的唐人街，市長決定燒毀市街來撲滅疫病。然而，燃燒的範圍過大，導致四千人的房子被燒掉，以致造成許多人無家可歸的二次災害。

同年，鼠疫也登陸日本。進入神戶港的臺灣船乘客中，似乎有人感染而導致疫情擴散。之後，在二十七年間約有二千九百人發病，約二千二百人死亡。在翌年，傳染病甚至擴散至美國，在三藩市有一百一十三人喪命。同時期，澳洲也發生疫情，一九二五年之前，有一千九百

人死亡。如同上述，鼠疫疫情一發不可收拾，已變成世界性大流行。

不過，與過去兩次大流行相較，死亡人數已大幅降低，這歸功於人類已發現鼠疫病菌，可以鎖定傳染途徑的緣故。

一八九七年，在臺灣進行鼠疫研究的緒方正規，與法國科學家保羅・路易・西蒙，查到以老鼠爲媒介，附著於老鼠身上跳蚤的鼠疫病菌。雖然緒方與北里是競爭對手，但像這樣，跨越國家、競爭對手的界限，通力合作交出亮眼的成果，讓鼠疫的謎底終於被解開了。

殖民地醫學的成果　與傳染病對策的政治化

香港所做的鼠疫對策產生國際合作的新局面。其中列強最重視的課題是殖民地的鼠疫，不可經由在殖民地居住的本國國民傳回母國。因此，對香港鼠疫的處置，可說是殖民地醫學的一環。

香港鼠疫流行的時間正好是甲午戰爭、日俄戰爭等發生時期。對日本而言，爲了擴張勢力至中國大陸，傳染病對策是不可缺少的。

一九一一年，清朝末期的滿洲，發生了大規模鼠疫流行，此時國際調查團也被派遣至此。此事各國皆有自身的政治盤算。當時，日本與俄羅斯企圖以消滅鼠疫爲藉口而將勢力伸入滿

洲。感到危機的清朝朝廷，在奉天召開國際鼠疫會議，邀請歐洲實力派國家美國、墨西哥等國，試圖牽制日本與俄羅斯的野心。之後，國際調查團即組隊前來調查。這件事是先藉傳染病對策的會議召開再變成政治問題的案例。

自從香港鼠疫事件後，國際性傳染病對策大幅度往前邁進。在國際合作下，強化了檢疫體制，成功將災情壓縮至最小範圍內。另一方面，傳染病對策躍升至政治舞臺，各國複雜的政治盤算，至今依然常見。

第四章

二十世紀以後出現的傳染病

1918年

威脅人類的西班牙流感，超越第一次世界大戰的死亡人數

據說此病使戰爭提早結束

在人類歷史上，將全世界捲入的戰爭有兩次。對日本人而言，難以忘懷的是第二次世界大戰，距今已有七十五年；另一次則是一九一四年六月，以薩拉耶佛事件爲肇因的第一次世界大戰。

上述兩次都是將全世界捲入且造成龐大死亡人數的戰爭。而事實上，在戰爭的背後，還發生另一起慘烈的戰爭，甚至被說成是傳染病歷史中最大的悲劇，這悲劇就是對世界史產生重大影響的「西班牙流感」大流行。此病據說是在人類史上僅一次的流行，就造成最多的感染者、

死亡，這段恐怖的歷史，至今依然成爲人們的話題。

一九一八年，第一次世界大戰末期，在前線作戰的將兵們感染了西班牙流行性感冒，這使得戰爭幾乎難以持續；諷刺的是，據說一戰就是因此提早結束的。這次世界大戰的死亡人數約九百萬至一千六百萬，而相較西班牙流行性感冒的死亡人數爲二千萬至五千萬人。據說確診者就約有六億人（當時的世界人口約十八億左右），也就是全球三分之一人口受到此病威脅。

西班牙流行性感冒的眞面目爲流行性感冒

威脅人類的西班牙流行性感冒，其病原並非是因未知的病毒或是細菌造成的。即使在日本，每年冬天也會有流行性感冒，但爲了防止流行性感冒，政府會進行預防接種等措施；而造成西班牙流感的眞面目，就是流行性感冒。

流行性感冒的歷史出奇地悠久長遠，在公元前五〇〇〇年左右就已存在。根據古希臘醫師希波克拉底[1]的記載，就有類似流行性感冒的描述。

---

1 編註：希波克拉底是古希臘醫師（公元前四六〇）。在上古時代醫學不發達期間，他卻能將醫學發展為專業學科，使其和當時的巫術、哲學有所區別，並創立以其為名的醫學，在醫學史上貢獻良多，後人尊稱其為「醫學之父」。希波

實際上，比西班牙流感更早之前，就有幾次流行性感冒的大流行。一七二九年，發生於俄羅斯的流行性感冒，經過約三年時間擴散至全世界，這是西班牙流感之前規模最大的流行。之後，大約每隔五十年不斷的重複大流行。

初期對應完全錯誤　結果導致大流行

傳染病的對應之策，是在最初時找出「〇號患者」。西班牙流行性感冒的〇號患者有三種說法：

第一個說法是，在美國堪薩斯州方斯頓基地（現在的萊利陸軍基地）是發生的源頭。一九一八年三月四日，於同一基地內不斷有士兵申訴：發燒、頭痛等身體不適的症狀。發病的士兵是清掃豬舍的人，所以被認為是豬傳染來的病。由於基地周圍是加拿大雁群的過冬地，因此判斷可能由雁傳給豬，豬再傳染給人。有一千人以上感染，四十八人死亡。然而此時只被當成普通的肺炎治療。

第二個發生的源頭是法國。在第一次世界大戰時，位於法國北部，名為艾塔普村的英軍基

克拉底訂定的醫師從醫誓言，更是至今醫師畢業時及行醫時所會朗讀、遵行的道德綱領。

地裡，經常有十萬人左右的聯軍（協約國）軍隊士兵在此出入。一九一六年十二月，酷似流感症狀的士兵住院，之後，又有多數同樣症狀的士兵住院，其死亡率爲「高於戰鬥死亡的六倍人數」，可見此疾病的威脅有多驚人。

而第三個感染源頭的說法是中國。當時，在美國國內流行之前，中國國內已有西班牙流感流行，且有治療呼吸道疾病的記錄。再者，史料又發現：英法軍在西部戰線上，有使用九萬六千人的中國勞動者。

這些勞動者於一九一七年，經由加拿大被送往歐洲。這些勞動者中，已有人感染西班牙流感，接著再傳染給當地的士兵，而且，回美國的士兵們又傳染擴散至國內。當時，中國勞動者的動員事屬機密，確診者即使陳述身體不適，也會被說成是「偷懶者」，所以並沒有進行應有的治療與隔離。這是在戰時特殊狀況下做出的錯誤判斷，導致大流行一發不可收拾。

1918年

擴散至全球的西班牙流感，到結束為止經歷了兩年以上

隨著戰場的擴大 傳染病擴散至西非

一九一八年三月四日，在美國的方斯頓基地出現疑似感染西班牙流行性感冒的士兵，確診後一週，在紐約也出現同樣的患者；而且，同年八月以前，維吉尼亞州的各個基地處也出現同樣病情的患者。

緊接著，在麻塞諸塞州，不但各個基地接連感染，且以汽車工廠、學校爲中心的感染也開始傳播；從美國運送至歐洲的士兵中也潛藏著確診者；五月至六月間，西班牙流行性感冒擴散至全歐。

有段時間，似乎有所收斂的西班牙流感又爆發第二波的傳聞。包括法國布雷斯特、美國的

波士頓、非洲西部及西非的獅子山共和國首都——自由城的三個港口處，同時爆發感染。自由城在以前是煤炭的重要補給地，一九一八年八月，約載有兩百名患者的軍艦停靠於自由城，卻在此傳染給搬運煤炭的數百名當地勞工，以致勞工陸續發病。據猜測：感染的原因應是環境不衛生所造成的。

據說因爲此次的傳染病，導致獅子山共和國人口約百分之五的人死亡。而且，西班牙流感經由港口傳播至另一個港口，進而沿著鐵路或是河川等往非洲大陸全境傳播感染。由於第一次世界大戰的戰場由歐洲擴大到殖民地的西非，此次流感也隨之散開。由此可看出，戰爭助長了流感大流行。

日本人的半數　約二千三百萬人確診

一九一八年四月左右，美國流行性感冒流行時，在臺灣巡迴表演的相撲大力士三人因感染流行性感冒逝世。之後，流行性感冒以大力士爲中心傳染開來，許多力士也接連地被感染。五月八日的《朝日新聞》報紙上標題報導：「因流行的相撲流感，力士接連病倒！」俗稱的相撲流感，大概是因爲在力士之間流傳故有此稱呼吧！在日本，從平安時代就有被認爲是流行性感冒疾病的記載。江戶時代因流感而致死的大橫綱（相撲最高階）——「谷風」，當時是頗受歡

迎的戲劇人物，稱爲「お駒風」；戀愛不成而引起縱火事件的女性，稱爲「お七風」，可見，由當時的社會狀況反映出名字帶有流行性感冒的感覺。

力士們接連病倒後，大約過了半年，在一九一八年十月左右，病毒性升高的西班牙流感終於登陸日本，並以軍隊、學校等中心爆發疫情大流行。翌年二月報紙的標題：「謝絕住院！醫生、護士盡皆病倒！」僅數月內，醫療體系癱瘓或是處於崩潰的情況。流感持續甚久，翌年九月看到疫情似乎接近尾聲，但十月下旬，又開始第二波的流行。在市內電車、電話局上班的人們多數不來上班，這對通信、交通網造成很大的打擊。根據政府官方記錄，國內確診者約二千三百萬人，死亡人數也達到三十八萬人。當時日本總人口約五千六百六十六萬人，等於半數的人感染。到一九二一年，西班牙流感的威脅終於離開，然而又經歷兩年以上的時間，疫情才總算穩定下來。

傳染病的威脅　改變了人心

西班牙流感改變了人們的生活；學校、公家機關等的關閉，人們外出緊緊的戴著口罩。在三藩市，未戴口罩的人似乎會被警察逮捕。自警團（管制疫病的警察）於街道各處監視著，會將陌生人驅離；若是有人咳嗽、打噴嚏等情況發生，則禁止其進入劇院。高威脅性的傳染病不但改變了人們的衛生習慣，甚至也改變了人與人之間的距離。

1940年前後

戰時死因的榜首——據說是會導致亡國的結核病

從刻畫於骨頭的痕跡　得知自紀元前即有的病

所謂的結核病，是由結核菌引起的疾病。眾所周知的肺結核，即是結核菌感染肺部造成，而且，它也是會侵襲其他器官及人體各處的恐怖疾病。受到感染的病變之中，有一種稱爲脊椎骨瘍，即因脊椎骨受到結核菌感染造成骨頭變形的狀況，依據殘留的變形骨頭痕跡，即可了解結核病何時存在。

最早的發現，是在以色列海底遺跡中發現約九千年前的母子人骨上。在日本，彌生時代後期（約五九〇〇至五二〇〇年前）的人骨，也發現了病變的痕跡。

因產業革命　帶來的光明與黑暗

十八世紀中葉至十九世紀初，於倫敦發生結核病大流行時，其時代背景就是產業革命。此時，在歐洲的人們頻繁地往都市移動，而爲數眾多的勞動者，則由各個偏遠的地方來到都市。配合機械導入的勞動環境，人們不得不長時間工作。除了領低工資的女性或童工以外，多數人在工廠或礦山等惡劣的環境下工作。勞工們的工作場所，對結核病菌而言是絕佳的繁殖溫床。

在日本也存在同樣的情況。一九二五年出版細井和喜藏現場採訪後所著的《女工哀史》一書中，即敘述關於一八七二年依國家政策開設的紡織工廠內情。

紡織工廠的主要工作者爲來自農村的年輕女性，由於不分晝夜、兩班輪換的連續作業；擁擠不堪的宿舍生活等原因，過半數的人在兩年內便感染了結核病。

根據醫學學者——石原修，於一九一三年的演講記錄所整理的〈女工與結核病〉資料，私人工廠的勞工，約八十萬人之中就有五十萬人是女工。一旦感染結核病就會被解雇，直接遣返回鄉，在返鄉後，結核病便開始擴散。據說，被迫遣返女工死因有七成以上都是結核病造成的。

此外，同時期被軍方徵用的男人之間也流行著結核病。一旦確診後，就被軍方比照紡織廠

女工被遣返回鄉。之後，成為結核病流行的原因。

佔第二次世界大戰死因的百分之十四

結核病在日本長期肆虐，在一九三三年，十五至三十四歲的年輕人，一年內因結核病致死的人甚至達到八萬人以上。此病於一八九九年至一九一三年之間佔日本死因的第二名；一九一四年至一九三四年之間，排名稍微落後，成為第三名。然而，一九三五年至一九四三年之間，除一九三九年以外，均成為日本死因第一名。

此時，結核病已成為日本國民病，也被稱為「亡國病」。非常令人驚駭。依據勞動省的人口動態統計資料，第二次世界大戰的死亡原因中，因結核病致死的人佔百分之十四；不過，戰爭一結束，這種慘況立即獲得改善。營養狀態與勞動環境的改善，以及軍隊裡所採取的結核病對策等，成為降低疫情的重要推手。特別是一九四四年，在美國發現的抗生素「抗結核菌鏈霉素」，也對結核病發揮極大的抑制效果。

但在當時，進口的「抗結核菌鏈霉素」相當稀少，有超過兩百萬的日本結核病患無法取得。當時教師月薪是日幣三百元，有人還以日幣五千元的價錢購買黑市的「抗結核菌鏈霉素」。

直到一九四九年，日本國內決定生產「抗結核菌鏈霉素」，也逐漸適用於醫療保險，如此一來，結核病患人數才迅速減少。

不過，即使到今天，結核病並非已完全鏟除。對治療藥出現了具頑強抗藥性的「多劑耐性結核菌」，使得結核病至今仍然不可輕視。

1958年

世界各國合作接種疫苗，成功杜絕天花

與人類共存的凶惡病毒

天花是由天花病毒造成的傳染病，也稱呼「疱瘡」、「痘瘡」，它一直與人類共存。由於天花只能以人傳人方式傳播，所以天花成爲人類疾病的時間，是在農耕方式的定居生活時期，約在一萬年前左右。

天花是窮凶極惡的病，致死率最高可達到百分之五十。在一六六三年的美國，約有四萬人的印地安人村落，因爲天花流行，最後只剩數百人存活；一七七〇年的印度，有三百萬人因天花死去；即使在日本的明治年間（一八六八年至一九一二年），也有約五千人至二萬人左右因

天花殞命；天花也在此時發生六次流行。

天花的症狀爲高燒伴隨全身長滿膿疱，即使痊癒後，依然留下膿疱痕跡。紀元前一一五七年，埃及法老王拉美西斯五世的木乃伊中，就發現罹患天花的痕跡。由此可知，人類從紀元前開始便飽受天花困擾。

誕生於英國小村落中的疫苗

十八世紀的英國開業醫生——愛德華．金納，在就讀醫學院時，就聽到農村的女人說：「因爲我有感染牛痘，所以不會得天花。」在英國的農村中，自古以來就流行著這種會在皮膚上長痘疱的病。

這種牛痘病，也會傳染給人類，但在二至三週內，便可痊癒。金納注意到這個情況，開始以佣人的兒子詹姆斯．菲普斯爲對象進行實驗。他從感染牛痘的擠奶女人手上的水痘中取出液體，將液體的一部分接種於男孩身上；之後，漸漸地增加劑量，最終完成天花接種。實驗成功了！少年成功地從天花中痊癒，這便是天花疫苗開發的第一步。

世界各國合作消滅天花的計劃

一九五八年，在WHO總會批准了世界天花滅絕計劃。當時，天花在三十多個國家中流行，每年有兩千萬人感染，最猖獗時約有四百萬人命喪於天花中。

提案的國家是蘇聯。各國雖然理解蘇聯的想法，但懷疑計劃是否能實踐。事實上，此計劃確實拖延停滯無所進展。直到開始後的第七年，即一九六五年，發生了轉機。當時的美國總統林登・詹森，提出對此計劃的強烈支持，因而得以落實。

一九六二年，就如同有古巴危機一樣，此時正處於東西冷戰最高潮。在天花成爲人類共同威脅之前，大家通力合作撲滅天花。這件事說來簡單，但以當時政治的情況來看，是非常創新的事。

在計劃中，採取將所有人都實施預防接種，但天花的流行依然無法扼止。因此，WHO將作戰方式改成「早期發現天花患者，將其周邊人員隔離，並對那些人集中種痘。」且以此方式進行監控與封鎖，並對發現天花患者的人給予獎金。此外，早期開發的冷凍乾燥疫苗，也改良成可以常溫保存及輸送，所以沒有必要冷藏疫苗，如此一來，在缺乏電力設備的場所也可施行接種，大幅降低接種疫苗的障礙。

一九七七年，在索馬利亞南部發病的男性是天花發病的最後患者。隔年的一九七八年，英

國也出現天花患者，但這次是遭受實驗室外洩的病毒所感染，所以只有一人死亡。之後，天花病毒被嚴格管制，現在保管在美國喬治亞州亞特蘭大某個研究所，及俄羅斯西伯利亞的柯爾滋渥某個研究所裡。WHO在一九八〇年宣布天花已從地球上絕跡，這是人類首次徹底消滅傳染病，不過，病毒還存在於研究室內，有可能被當成生化武器使用。所以，究竟是將病毒銷毀，還是持續保有，至今尚無定論。

2002年、2012年

SARS與MERS突然面目猙獰的面對人類

中國出現未知的肺炎

二〇〇二年，中國廣東省有位從事農業的年輕男子，因罹患疑似肺炎症狀，於佛山市第一人民醫院住院治療。雖然與以往肺炎的狀態有異，但男子痊癒後便出院。然而這未知的肺炎究竟是在何處感染，至今依然不明。

數週後，與這位男子罹患相同症狀而入院治療者不斷出現，但大多數均快速痊癒，只零星幾人死亡。又經過三個月，在廣東省治療此種肺炎的一位醫師，因參加婚禮來到香港，並在市內旅館投宿。這位醫師入住旅館後即感到身體不適，雖然被送進醫院治療，但在數日後卻死亡。

此醫師停留香港的時間未滿二十四小時，但客房內散亂著嘔吐物、排泄物等，清潔人員使用相同器具清掃此房間及其他客房，造成其他客房投宿者也遭到感染。投宿於同旅館七十八歲的加拿大女性也確診。兩天後，她回國至加拿大多倫多的自宅中後不幸死亡。同時，投宿者中的華裔美國商人也確診，他在飛往越南後，投宿旅館時感到身體不適，被送入河內醫院，令人遺憾的是，他也過世了。

病毒在不知不覺間迅速擴散蔓延。那位被送進香港醫院的醫師、還有被送進河內醫院的商人，以及與此肺炎治療的相關人員及患者的周邊人員等，也就是上述的醫院醫護人員之間相互傳染，且隨之擴大，造成醫院的機能癱瘓。

於初期階段鎖定患者　隔離成功

以越南河內為據點做活動的WHO職員，是傳染病專家的義大利醫師卡洛·厄巴尼提出警語，他總結這種肺炎為「前所未聞的傳染病」，並向WHO警告，要全面升高警戒態勢。令人遺憾的是，這位醫師也因此病過世。但由於他的呼籲，將傳染初期的新病患隔離，被認為成功地阻止傳染病擴大。

這個未知的肺炎，後來被正式稱為SARS（嚴重急性呼吸系統症候群），是新型冠狀病毒。冠狀病毒本身是常見的病毒，但以往並無如此嚴重的症狀，與先前已知的病毒完全不同，

可見另類全新的冠狀病毒出現了。

到二〇〇三年七月，ＳＡＲＳ迅速消失。然而，有關ＳＡＲＳ的許多問題至今依然無解。被認爲是傳染來源地的廣東省，有食用野生動物的習慣，蛇、猴子、鼬鼠、老鼠等動物陳列於市場上銷售。在這些動物中，棲息於中國的菊頭蝙蝠可能是病毒的宿主。

冠狀病毒的不斷變異

二〇〇三年後ＳＡＲＳ病毒銷聲匿跡，但是不知何時又會開始流行。美國認爲ＳＡＲＳ今後可能成爲重大威脅的傳染病，便在二〇一二年將其指定爲「特定病原體」。

同年，出現了可怕的病例。在沙烏地阿拉伯，有一位男子因罹患急性肺炎與臟器免疫不全致死，此例疑似ＳＡＲＳ症狀，依然是新的冠狀病毒所導致，故命名爲ＭＥＲＳ（中東呼吸器症候群）。

二〇一八年，在美國、伊朗、菲律賓等二十七國中，已確定有ＭＥＲＳ的傳染。於是ＷＨＯ對所有的國家呼籲：無論感染與否，都需提高警覺。在此之前，數百年間，冠狀病毒雖然是感冒原因，但並非會引起重症的類型，但究竟爲什麼感冒會演變到造成致死這麼嚴重的後果呢？至今人們還無法了解其眞正原因。

2002年至2003年間，SARS發生的地域

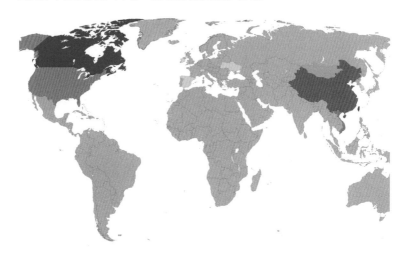

因SARS而死的人數

- 1-9
- 10-16
- 17-71
- 72-346
- 347以上

中國	349
香港	299
加拿大	44
臺灣	37
新加坡	33
越南	5
美國	4
菲律賓	2

出處：WHO Pautine Strickland. April 3, 2012. Robinson Projection

以香港為中心流行後，傳染病也在中國本土、加拿大、臺灣擴大流行。WHO於2003年7月5日發表成功封鎖SARS。

後天性免疫不全症候群（愛滋病）

Acquired immune deficiency syndrome, AIDS

病 原 體：人體免疫不全病毒（HIV）

傳染途徑：因性交的粘膜感染、因針筒共同的血液感染、生產時的母子感染。

症　　狀：因免疫細胞無法運作，變得不能與病毒、細菌等共存，而引起各種傳染病。

人類平時便與無數圍繞在身邊的細菌、病原共存，而我們之所以不生病的原因是人體內擁有免疫細胞，它能消滅外來入侵的異物，及異物改造後的不健全細胞。但是，愛滋病的病原體HIV會入侵免疫細胞，如此一來，其他的免疫細胞便無法發現HIV病原體並將其消滅。

悄然入侵成功的HIV病原體，會改變入侵處的免疫細胞DNA，並不停地繁衍新伙伴。而且會從內部破壞免疫細胞，並入侵下一個免疫細胞。因為不斷重複上述的動作，使得人們變成免疫不全，即使是健康的人也會罹患不應有的疾病。發病後，百分之九十的人會在數年內死亡。為了防止因性接觸的感染，建議使用保險套。

愛滋病罹患率的分布

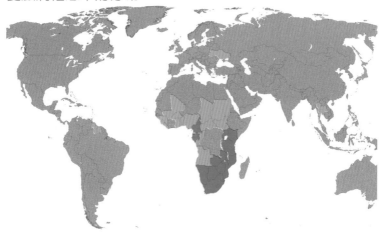

■ 愛滋病罹患率低的國家及地域（推測罹患率1.0%以下）
■ 愛滋病罹患率中等程度的國家及地域（推測罹患率1.0%至5.0%）
■ 愛滋病罹患率高的國家及地域（推測罹患率超過5%）

（注）推測罹患率的計算對象年齡：十五至四十九歲，2009年數據

愛滋病蔓延最嚴重的地區為撒哈拉沙漠以南的非洲；總人口感染率最高的國家為波札那，在2001年年末時，約人口三分之一感染了愛滋病毒。此時非洲各國開始針對愛滋病制定對策，新的感染者逐漸減少。但近年來，在中國、印度、印尼，愛滋病的成長迅速增加中。

1981年至現代

如何面對的歧視問題——伊波拉出血熱與愛滋病

最大致死率達百分之九十

二〇一四年非洲伊波拉病毒性出血熱震驚全世界，它被確認在西非地區大流行。之前在非洲大陸已有流行過伊波拉出血熱，但並未確認在西非地區廣泛傳染。

伊波拉出血熱典型症狀爲發燒及出血，偶有伴隨激烈頭痛、下痢、嘔吐、腹痛等。輕重不等的症狀。

它的致死率爲百分之二十至最大的百分之九十，是非常凶險的傳染病，即使痊癒，也會有失明、失聰、腦障礙等後遺症。此病至今尚無有效的治療法，只能一邊治療，一邊隔離患者，耐心等待流行收斂爲止。

當時非洲伊波拉出血熱的封鎖已宣告失敗，沒多久，傳染病便擴大至英國、義大利、美國等國家，人們擔心疫情擴大已到了心理驚恐的地步。當時的美國，因恐懼病毒流入，在野的共和黨提出應禁航非洲，但總統歐巴馬與執政的民主黨擔憂若停止人、貨物的流通，將導致經濟衰退，兩黨為此產生激烈的炮火。

即使是疫情惡化的情形下，非洲各國民眾因恐懼而聽信謠言，對醫療人員不信任而出現過激行為。如賴比瑞亞的武裝集團襲擊隔離設施，解放了確診者；在幾內亞，面對醫療團隊於市場裡噴灑消毒藥劑，卻被造謠噴灑伊波拉病毒，因而維安部隊與住民發生衝突。二〇一四年開始流行的伊波拉病毒，最終死亡人數約一萬一千三百人。以為在二〇一六年銷聲匿跡的伊波拉病毒，卻在二〇一八年的剛果民主共和國又死灰復燃。

如惡夢般的壞蛋　破壞人類免疫機能

一九八一年美國疾病預防中心（ＣＤＣ）報導五位男同性戀者罹患罕見傳染病，同時發現他們還併發其他罕見的傳染病。

緊接著，在紐約及加利福尼亞州陸續出現病例報告指出：發病的患者既是同性戀又罹患罕見的惡性腫瘤。

這些患者的免疫系統出現問題是很明確的，但是這些患者案例卻找不出彼此的關聯性。翌

年，CDC爲新的疾病定下名稱：後天性免疫不全症候群（愛滋病）。

不久後，接受輸血的嬰幼兒、女性等也開始發病。然而因爲患者大多數是同性戀者，就開始瘋傳愛滋病爲「同性戀的疾病」的歧視看法。

直到一九八三年，愛滋病的傳染途徑逐漸明朗，除了性行爲外，很可能會透過血液、血液製劑等途徑感染。同年，法國的病毒學專家呂克・蒙塔尼耶將病毒分離成功，之後此病毒被正式命名爲：後天免疫不全病毒（HIV）。

與歧視、傳統、傳染病的另一個戰爭

造成伊波拉出血熱流行原因之一是當地人徒手接觸死者後再埋葬的傳統習慣。由於直接接觸死者，導致感染擴大。醫療人員提出警告：爲了預防感染，希望改變此一習慣，但當地住民極力反對廢除此一傳統。

另一方面，愛滋病被當成同性戀的疾病，無法接受同性戀行爲的部分人士，甚至會說出：愛滋病是上帝的懲罰。社會上出現對同性戀、愛滋病患者如此激烈的偏見，讓人可能因此失去工作無法謀生。醫師警告：若抱有如此偏見將使愛滋病患隱藏病情，可能導致傳染擴大。

如上所述，消滅傳染病的障礙已不光是醫學問題，而是各個地域一脈相承的傳統習慣，以及因爲無知而產生的誤解或歧視等問題。我們有必要注意面對傳染病時人的心理變化。

2010年

也許你是傳染者——從海地的霍亂流行所領悟的事

因污染的水導致傳染病擴大

霍亂是會引起激烈的腹瀉、嘔吐、腹部痙攣等症狀的傳染病，其主要原因是食用了被霍亂菌所污染的水。這原本是印度地方的風土病（如同第三章敘述），它已造成世界性流行。特別是在產業革命時期的英國，據統計，確診霍亂者有近半數會死亡。造成的傷害相當驚人，英國因爲霍亂出現導致近十四萬人死亡。

有一位醫師強森．斯諾，根據他詳細的調查，鎖定了霍亂的傳染途徑，此調查被當成日後疫學的開端。人們自從定居群聚後，多數困擾人們的傳染病主要是從排泄物而來的。當時倫

敦下水道的水，未經消毒與過濾的處理直接流入泰晤士河，然後成為人們的飲用水。飲用水與排泄污水並無明確的區隔，這是造成傳染病流行的重大原因。日後隨著上、下水道整治逐漸改善，霍亂的傳染疫情便慢慢減少。

貝里航行至日本導致疫情擴大　此事與尊王攘夷思想有關

霍亂流行也曾在日本發生。江戶時代的日本，農民會收購都市人的屎尿當成肥料灌溉。當時江戶（現在東京）的上下水道有完整的循環系統，所以衛生方面沒問題。

當霍亂於一八二二年世界大流行之際也傳入了日本。由九州開始擴散，沿東海道往東前進，但未到達江戶。

感染似乎是從荷蘭來日本的商人開始擴散的。霍亂音譯成為「酷烈辣」、「狐狼狸」等稱號，光聽其日文發聲就令人感到恐怖。

一八五八年時，貝里所率艦隊中的一艘船有船員感染霍亂，在停靠長崎之際，疫病也隨之擴散，有如飛蛾撲火般奔襲至江戶，據說，也因此造成三萬人或是二十六萬人死亡。之後人們對持續流行三年的霍亂產生怒火，歸咎於黑船或外國人。人們口耳相傳，認為這是因開放國門才導致疫情的傳播，此想法進而讓攘夷思想高漲。

應該是來救災　卻引起人禍

雖然霍亂無法根絕，但因上、下水道整治得法，加上口服疫苗的開發，先進國家中的霍亂已不同以往的具威脅性。

二〇一〇年一月十二日，在加勒比海的海地發生了七點一級規模的大地震。多數房屋倒塌，座落於首都的總統府、財政部等政府機關、建築物幾乎全毀，導致行政機能完全停擺。地震受害者的求救和照護傷亡等醫療無法運作，百姓因地震而犧牲者達到二十二萬之多。

因地震導致多數建物倒塌，衛生環境跟著惡化。大約九個月後，海地發生了霍亂，這是一百五十年來海地從沒發生過的事。

海地會發生霍亂，當初推測是由外國帶進來的。直到二〇一六年，聯合國終於坦承：是尼泊爾的聯合國維和（PKO）部隊，不慎將霍亂帶進海地，爲此還鄭重道歉。此時，霍亂確診者已超過七十萬，九千人以上死亡。雖說並非故意擴散疫情，但說這是人禍也不爲過。

現今已是交通網絡發達的年代，傳染病往往能快速抵達世界上任何地方。可見，遙遠異國的疫情爆發，絕非事不關己。

2020年

新型冠狀病毒也許會改變世界型態

出現第七種新型病毒

二〇二〇年二月，載著三千七百一十一人遊客的遊輪——鑽石公主號，被確認感染了新型冠狀病毒。連續數日報導，皆是遊輪停泊後進行檢疫的情況，然而在初期發生確診者時，多數人認爲「雖然恐怖，但覺得事不關己。」

傳染病並無收斂的跡象，疫情慢慢地爆發至全世界。二月十一日WHO將新型冠狀病毒傳染病命名爲COVID—19。病毒由國際病毒分類委員會（ICTV）命名爲「SARS—COV—2」。

所謂冠狀病毒，是指佔有感冒原百分之十五的病毒，截至目前，已發現六個種類，其中四種，並不會演變成重症。會對人類造成威脅，並引發重症的冠狀病毒，已知是二〇〇二年在中國大陸發現的SARS病毒和二〇一二年在沙烏地阿拉伯發現的MERS病毒。

然而，二〇二〇年又增加第七種新型冠狀病毒，是在中國武漢市首次發現的。遺憾的是，

對人類而言，它是屬於窮凶惡極的冠狀病毒。

初期階段封鎖失敗

SARS—COV—2的來源確認在二〇一九年十二月，中國湖北省武漢市。對此病毒的危險性早有警覺的李文亮醫師，對同僚醫師發出警告。但是李醫師卻被中國當局強制下令威脅「停止不實的發言」；最終，李醫師也因染上COVID—19而英年早逝。此後追究有關單位的責任時，湖北省與武漢市的黨委書記已經異動。

SARS—COV—2發生的時間點，正好是在最險峻的時候。一月底是中國迎接春節的大節日，為了歡度農曆新年，多數的中國人習俗上會往國內外大移動。

也許已感染未知病毒的人們，將病毒傳播至全世界這種情況，讓人想起二〇〇二年的SARS擴大感染後的凶險情況。而各國開始實施入境限制等措施，禁飛、入境的限制又令人想起二〇一四年伊波拉出血熱時，美國民主、共和兩黨爭論不休的情形。

情況又進一步惡化。在歐洲早已爆發醫療系統崩潰，致死率超過百分之十。另外，亞洲人也受到歧視性言論，且以歇斯底里式的情緒來回嗆。如此一來，人類在與強大的疫情戰鬥前，已先感染了恐慌不安的心情。

克服傳染病，迎接新的時代

COVID—19確實是令人觸目驚心的傳染病。對病毒眞實情況所知有限，但如果演變成重症，是會喪命的。但我們應感到恐懼的或許是因無知或無策略所造成的嚴重後果，如人種歧視或過度樂觀、自認安全，這種毫無根據的自信，才是至今傳染病擴大的原因之一。

避免罹患COVID—19，徹底的洗手或戴口罩等方式可有效防止感染。另外，遠離人群密集的場所，保持兩公尺間隔的社交距離，也被認爲可以有效防止疫情。但也有人懷疑，上述的方法過於簡陋，是否眞的有效？但上述方法確實發揮一定的效果，以減緩疫病的擴大。

我們已經一路對抗強大的傳染病：中世紀黑死病（鼠疫）、唯一從地球上被成功消滅的天花，以及藉由整頓上下水道方式或注射疫苗的方式而降低致死率的霍亂。除此之外，我們也對抗結核病、伊波拉出血熱等多種傳染病，人類都在傳染病威脅中存活下來。在全世界團結一致、謀求對策的現今，沒理由說我們無法度過此次危機。傳染病雖數次襲擊人類，然而，回顧人類悠久的歷史就會發現，每當人們克服一種傳染病時，便迎來另一嶄新的時代。

博雅文庫 268

傳染病世界史：人類應如何與瘟疫等傳染病戰鬥～

監　　修　神野正史
譯　　者　潘東正
發 行 人　楊榮川
總 經 理　楊士清
總 編 輯　楊秀麗
副總編輯　黃惠娟
責任編輯　陳巧慈
封面設計　韓衣非
出　　版　五南圖書出版股份有限公司
地　　址　106台北市大安區和平東路二段339號4樓
電　　話　(02) 2705-5066
傳　　真　(02) 2706-6100
劃撥帳號　01068953
戶　　名　五南圖書出版股份有限公司
網　　址　https://www.wunan.com.tw/
電子郵件　wunan@wunan.com.tw
法律顧問　林勝安律師
出版日期　2023年 7 月初版一刷
定　　價　新臺幣350元

國家圖書館出版品預行編目資料

傳染病世界史：人類應如何與瘟疫等傳染病戰鬥～／神野正史監修；潘東正譯. -- 初版. -- 臺北市：五南圖書出版股份有限公司, 2023.07
面；　公分
ISBN 978-626-343-433-2（平裝）

1.傳染性疾病　2.傳染性疾病防制　3.世界史

412.409　　111016039